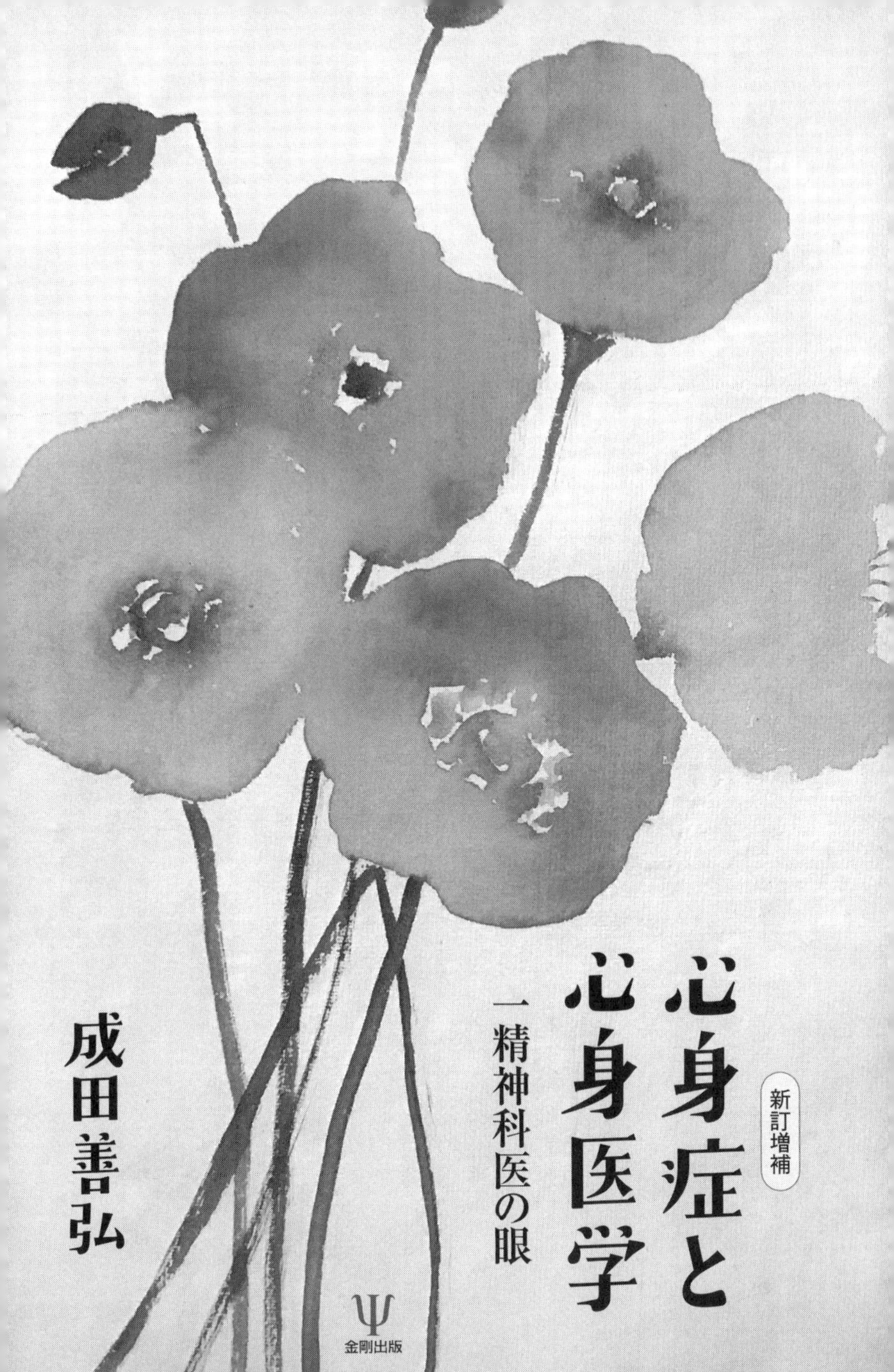

新訂増補

心身症と心身医学

一精神科医の眼

成田善弘

Ψ 金剛出版

はじめに

本書は、総合病院に勤務する一精神科臨床医の眼を通して、心身症や心身医学について考えてみることを意図したものである。ただし精神科医としての私の関心が主として精神病理学や精神療法にあるので、私の眼は主として精神病理学的、精神療法的眼である。また私は心身症を特別に研究している専門家ではない。したがって心身症について論じるといっても、一臨床医である私が総合病院の中で何らかの形でかかわりをもった心身症についてであり、心身症の中でもある程度偏った一群について語ることになるかもしれない。「古典的な」心身症、たとえば胃潰瘍や喘息の患者が、ただその症状が心身症的であるがゆえに精神科に紹介されてくることはめったにない。精神科に紹介されてくる、ないしは自ら受診する心身症患者は多彩な身体症状をもつと同時に広い意味で行動レベルに何らかの問題をもつものが多い。

一九七〇年に日本精神身体医学会は「心身症の治療指針」を作製した。それによると狭義の心身症とは「身体症状を主とするが、その診断や治療に、心理的因子についての配慮が、特に重要な意味をもつ病態」

とある。下坂[1]はこの定義が「実際的であり柔軟かつ穏当でもある」ことを認めた上で、しかし「その病態の成立に心理的因子が重要な役割を演じているというくらいの積極的な主張をなしえないときはそれは心身症の名に値しないのではないだろうか」と述べている。私は一臨床医として、心身症の定義を「心身症の治療指針」に拠りつつ、下坂のいう積極的な主張がなしうるかどうかを個々の病者について探ってゆきたいと考えている。その探究の過程が診断確定の過程であると同時に精神療法的な治療過程になるであろう。

精神分析的心身医学のパイオニアの一人、アメリカのウィットカウア[2]はすでに一九六〇年代に「心身医学の時代は、今日、すでに歴史に属する」という見解を述べている。ウィットカウアは「いつか心身医学の舞台は、神経生理学者、生化学者、実験的な方向づけをもった精神科医、あるいは精神医学のその他の専門家による生理学的研究に支配されるであろう」と予言している。ウィットカウアはこの理解をアメリカの心身医学の歴史から確認し、「アメリカ合衆国では精神分析的治療という長期の臨床的観察に代わって、実験室における精神生理学的あるいは神経生理学的実験がますます多くなり、精神生理学的相関の量的把握の方法が発展するはずである」といっている。ドイツの精神分析学者で心身症の研究者アモン[3]も著書『精神分析と心身医学』の中でこのウィットカウアの予言を引用している。私などから見ると、アメリカの心身医学には精神科医とりわけ精神分析医が積極的に関与しリーダーシップをとっているように見えるのだが、そのアメリカにおいてさえウィットカウアはこう指摘している。ひるがえって現在のわが国の心身症研究を概観すると、このウィットカウアのことばがまさに現実となって、実験的な方向づけをもった研究が大勢を占めているように見える。それに加えて、心理学的研究にさえ、さまざまな心理テストを駆使しその結果を統計的に処理するといった量的把握の方法が幅をきかせている。また、本来医学の細分化に抗してその再統合を目指すはずであった心身医学会においても、演題発表の場は各科の関連に細分され、精神科医が発表しても、聴衆は精神科医ばかり、それも心身症に関心をもっている少数の同僚のみ、といった事態も生じかねない。本来、医学の中に失われた心を回復し、身体医学にインパクトを与えそれを深いところから再構成することを目指した心身医学が、身体医学のたどったあの量的把握と細分化の道を歩み始めているように見えるのである。皮肉な事態である。

むろん私は、心身医学における実験室的研究、神経生理学的、生化学的研究が不必要であるとか重要でないとかいうつもりはまったくない。それらはきわめて重要であり、かつそれが学問の進歩に寄与するだけでなく、病者の苦痛の軽減にも大きく寄与していることは間違いない。われわれ臨床医も多かれ少なかれ日々その恩恵をこうむっている。その方面の研究は今後も一層必要である。むしろそれが現代科学の方向と一致するゆえに必ずやますます発展するであろう。

しかし、そういう生物学的研究によって一人の病む人間のすべてが説明されつくすものでないこともまた事実である。病者は一人の人間であって、生理学的研究の総和を越えた不可分の全体として、客体化されつくさぬ一人の主体として存在する。本書では心身症者を一人の主体的人間として了解しようと試みる。不十分ながら心身症の了解学、心身症の人間学のつもりである。「主体」とか「了解」といったことばは、自然科学者たる医師の口にすべきことばでないかもしれない。ひょっとしたら時代遅れのことばかもしれない。しかし一臨床医である私にとってこれらのことばは少なくとも観念的抽象的なことばではない。検査や投薬や手術などの身体医学的医療により客体化され続けている患者がいま一度一人の人間としての全体性を回復し、主体的に治療に参加できるようにすることこそ、精神療法家としての私が心身症者にかかわる基本的姿勢だからである。私はヴァイツゼッカー(4)にならって、無名化された生物体に人間一般とは何かと問うのではなく、一人の病者にむかって、ほかならぬあなたは一体どんな人なのかと問う。その人の人格に、その人の担ってきた歴史に問いかける。その問いかけは同時に私とは誰か、私とはどんな人間なのか、私はどんな歴史を生きてきたのかと問わなければならないことを意味する。精神療法とは二人の人間がこう問いかけつつ出会うところにほかならない。こう自らに問いかけることは必ずしも容易ではなく、しばしば苦痛なことである。それゆえ本物の精神療法家はきわめて数少ない。しかし、「ほかならぬあなたは(そして私は)一体どんな人間なのか」という問は、現代医学のあるいはひろく現代文明の細分化、数量化、無名化の趨勢に抗して、人間を一個の生物体を越えたかけがえのないひとりの人格としてとらえなおそうとする問であり、常に甦るべき問だと信じる。

いささか前書きの調子のみ高く中味が伴わぬことを恐れるが、私が少なくともそういうつもりで努めていることを本書から汲み取っていただければ幸いである。

第一章は、私が総合病院に赴任したころの印象を述べたものである。総合病院という一つの世界にひとりの異邦人として入っていった私が、その世界のいくつかの様相を管見ながら紹介するとともに、そういう印象を抱く一精神科医、私の自己紹介のつもりである。

第二章は心身症の隠喩と題した。心身症ということばが人に何を連想させ、何を考えさせ、何を思い浮かばせるかを述べた。心身症のイメージといってよいかもしれない。心身症というものに「あなたは一体どんな存在なのか」と問いかけたつもりである。心身症は黙して答えぬが、メタフォリカルにおのれを示してくれると思う。

第三章は心身症の臨床と題し、私の経験した症例を呈示しながら、心身症をめぐって、アレキシシミア、行動化、境界例といった二、三の臨床的なトピックスをとり上げた。いずれも私自身が日頃関心をもっているトピックスであるが、ある程度現在の心身医学の領域で注目されているトピックスでもある。

第四章は心身症の精神療法について述べた。日々の実践の中からあれこれ考えていることを述べたもので、まだ必ずしも整理されてまとまったものではない。精神療法の実践にたずさわっておられない方々にはあるいは興味がないかと思うので、そういう読者はとばして読んでいただいてさしつかえない。精神療法の実践家にはいくつか思い当られることもあると思う。御自身の経験とひき較べて御検討いただければ幸いである。第三章の「一　症例の検討」のところと重ね合わせて読んでいただくと、私の患者理解と治療の実際が多少ともわかっていただけると思う。

第五章は総合病院のなかの精神科医と題したが、総合病院で働く一精神科医が実際に何を期待され、何をしているかの一端を述べたものである。第一章と読み較べていただくと、総合病院が異邦人であった一精神科医を少しずつおのれのうちへ統合してくれているさまが読みとっていただけると思う。粗雑な比喩ながら、心身症者が異物化していた病む身体をおのれのものとして統合してゆくように、総合病院が私をとり入れ統合してくれつつあると感じる。異邦人ゆえに受け入れられることはあるまいと思っていた私は、実は受け入れられることを恐れていたのかもしれない。

本書は臨床医である私の患者さんとのかかわりから生まれたもので、その具体的経験を抜きにして本書を書くことは私には不可能であった。患者さんの何人かに本書に登場していただいた。比較的詳しく記載した患者さんには症例としてとり上げることの趣旨を説明し御了解を得た。本書が一般の方々にも広く読まれることを考慮して、患者さんの匿名性の保持には十分配慮し、本質を損なわぬ程度に変更を加えてある。ただしまったく架空の症例を創作することはしなかった。したがってもし当の患者さん御自身が読まれれば自分のことだと心当たりをもたれるかもしれない。あるいはまったく別の方がまるで自分のことのようだと思われるかもしれない。いずれにせよ特定の患者さん個人のことを語ることが目的ではなく、それを通して心身症の本質を理解することが目的であるので、症例として記載したことを了とされたい。

文献

(1) 下坂幸三（一九七九）「心身疾患Ⅰ 基礎的問題 A・概念、歴史的展望」諏訪望・西園昌久編『現代精神医学大系第七巻A』中山書店

(2) Wittkower, E. D. (1960) News of the Society. Twenty Years of North American Psychosomatic Medicine. Wolters Kluwer Health in Psychosomatic Medicine. 22(4); 308-316.

(3) ギュンター・アモン（一九七四）『精神分析と心身医学』（青木宏之訳（一九七九）岩崎学術出版社）

(4) ヴァイツゼッカー（一九四〇）『ゲシュタルトクライス』（木村敏・浜中淑彦訳（一九七五）みすず書房）

目次

第三章 心身症の臨床 65

第一章　総合病院に赴任して

八年程前にある総合病院に赴任した。病床が六百床を越える大規模な総合病院である。私が赴任した当時精神科の入院病床はまだ新設されたばかりで、神経内科の病棟に間借りして、八床あるだけであった。当時医者になって十年余、そのほとんどを大学病院の精神科と単科精神病院で過した私には、総合病院での勤務は新しい経験である。大学病院も無論総合病院には違いないが、私の学んだ大学では各科の壁が厚く、それぞれ独立して診療しているので、一〇年近い勤務の間に他科の病棟に診療におもむいた経験は本当に数えるほどしかない。これは必ずしも私の引っ込み思案のゆえばかりではなく、同僚の多くも似たようなものだったと思う。リエゾン精神医学などというものも特定の医師の関心と献身的な努力を別にすればそれほど行われていなかった。こういう事情は最近においてもそれほど変っていないと思う。

そんなわけで総合病院という一つの巨大な組織の雰囲気、活動は私にとってきわめて刺激的であった。が、同時に私を当惑させたり疲労させたりもした。赴任して最初の一、二年は私自身頭痛、肩こりなどさまざまな心身症症状が出た。私はもともとそれほどエネルギーのある方ではなく、疲れやすい性質《たち》なのだが、赴任後一、二年はそれが著しかった。それ以前もときおり憂うつになることはあったが、赴任直後は憂うつ感よりも身体症状や疲労感が多かった。憂うつな気分にひたっているようなひまがないという感じであった。新しい職場へ適応するまでの緊張が高かったのだろう。が、総合病院それ自体に私を心身症的にする要素があるかもしれないとも思う。職員のなかにも心身症的訴えをもつ人が結構いて、幾人かは私どもの精神科へ患者として受診している。

統合失調症が多い精神科病院とは異なり、総合病院の精神科では心身症の患者を診る機会が増えた。心身医学や心身相関に否応なく眼を向けさせられることになった。

はじめに、総合病院に働くようになって得た印象をいくつか振り返ってみる。

赴任したばかりのころはなんとなく自分が異邦人のように思えた。一〇〇人近い医師のうち精神科医はたった二人しかいない。それだけでも、今までまわりにいるのは精神科医ばかりの生活だったから大違いである。他は精神の医者ではなく身体の医者なのだ。総合病院はまさしく身体の病院であった。身体症状がとり上げられ、身体所見がさまざまな機器を用いて検査され、身体的医療が機器や薬物を用いてなされる。細分化された各科の専門医が、あるいは各臓器の専門医が、患者の身体とその機能を細分化して担当し、検査し、管理し、治療している。しかし、病む人の心の痛みや悩みに耳を傾ける専門家はいない。病院全体としてそういう姿勢に乏しいといわざるを得ない。無論、個々の医師、看護師、その他の職種の人たちのなかに、患者の心の痛みを聴きとり分かち合おうとする人がいないわけではない。目立たぬながらそういう実践をしている人も少数はある。余裕さえあればそうしたいと望んでいる人たちはたくさんいる。しかし個々の医師や看護師やソーシャルワーカーやその他の職員の善意と努力によるだけでは、総合病院という巨大な組織の雰囲気を変えることはむずかしい。

私は精神科医のうちでもとりわけ人間の心に関心をもち、精神病理学や精神療法を学んできた。大学の学生のころに受けた身体医学の教育はかなり忘れてしまっている。覚えている部分も医学と医療の急速な進歩のまえに時代遅れになっている。そういう医者がもった印象であるからあるいは偏っているかもしれない。副題に「一精神科医の眼」と断った所以である。そしていうまでもなく私が今勤務している病院が対象である。総合病院一般がすべてこうだというつもりは毛頭ない。したがってこれは私という一精神科医がある総合病院のなかに飛び込んでいったケースレポートと思ってもらってよい。私個人の経験であって一般化するつもりはない。しかしそのなかにいくつか真実の断片が含まれていると信じる。

一　あわただしい時間

総合病院というところは日々活発に動いている。忙しい、むしろ騒々しいところである。まず医者の歩き方からして違う。総合病院の医者というものは皆胸を張って速足で歩いているものだなというのが私の第一印象であった。若い医師が多いゆえもあるだろうが、自信に満ちてさっそうとしている。速足どころか走っている人もいる。人間ばかりでなく、ストレッチャーやポータブルのレントゲン撮影機や心電図のモニター装置やその他私が見たこともなく名も知らない大小さまざまな機械が廊下を行き来している。救急車がサイレンを響かせて日に何回も入ってくる。その都度、医師や看護師が廊下を疾走して急患室に駆けつける。患者の病状に応じて必要な専門家を探して電話が鳴り、マイクで呼び出しが行われ、医師のもっているポケットベルがあちらでもこちらでも鳴る。分の単位、秒の単位が重要であって、わずかの遅れが一命にかかわることも稀ではない。患者の入院期間もかなり短い。病院全体で入院患者の平均在院日数はほぼ三六日（昭和六〇年一二月の数字）である。長期に入院している慢性患者もいるから、それらの患者を除いてみると、もっと早くベッドが回転しているというのが実感である。日本全体の精神科病床（そのほとんどが精神科病院入院患者）の平均在院日数は昭和六〇年の厚労省の調査[1]によると五三八・九日であるから（もっともこの数字は欧米と比べて長過ぎることに問題があるが）桁が違う。他病棟の患者を副科で回診し、一週間後に再診にゆくともう退院していたり、あるいは不幸にしてすでに亡くなっていたりする。とにかく勝負が早い。

精神科医は神経症や統合失調症の治療について考えるとき、しばしば年単位で考える。治療が成長ということと密接にかかわってくるので、長くなるのもある意味で当然である。また、昔働いていた精神科病院の慢性患者の多い病棟にたとえば五年後に当直にいってみると、ほとんど昔と同じ顔ぶれに会って、まるでそこだけ時間が止まっているかのごとき感を抱かせられる。一〇年後でも一五年後でも顔なじみの患者がいる。精神病院と総合病院では時間は異なった過ぎゆき方をするのである。

総合病院の時間はあわただしく過ぎゆくが、しかも一方で病者の時間は均質化されている。起床、検温、食事、回診、食事、検査、検温、就床と、入院患者の生活はすこぶる規則的に経過する。特別の検査や手術のある日は別として、おおむね一日一日が単調であり、一刻一刻が同質である。

精神科病院の日々も単調といえば単調だが、レクリエーションがあったり、病棟会議があったり、七夕や盆踊りやクリスマスなどの行事が病棟生活に組み込まれていたりする。時間にそれぞれ固有の意味を与えようとする努力が、不十分とはいえなされている。

まして、入院していないわれわれの生活のなかでは、きまりきった生活のようにみえても、何かしら意味深いことが日々起こっているものである。ある日の朝は思いがけぬ人に出会って新鮮な驚きを覚え、ある日の午後は満ちたりた気持ちでコーヒーを楽しみ、ある日の夜は友と酒を汲む。時間の過ぎるのが早く感じられる充実した日々もあれば、時の経過が遅々として進まぬ日々もある。いずれにせよそれぞれの時間がそれぞれの意味をもち、独自のかがやきや独自のかげりをもつ。入院しているとこうはゆかない。日常生活の単調をかこつ人々も、いったん入院患者になってみれば、それまで単調にみえていた日々が思いのほか意味に満ち、節目があったことにあらためて気づくであろう。入院した経験のある方ならおわかりと思うが、ベッドの上での生活では、今日が何月何日で何曜日であるかがわかりにくくなる。そのうちふと気づくともう何日もたっていて愕然とするのである。

総合病院のなかの時間は速く、あわただしく、そして均質に過ぎてゆく。

二　かげのない空間

私どもの病院は各階ともほぼ同様の構造であり、病室も似たりよったりの造りである。個々の階や病室が個性をもたない。一見したところほとんど区別のつかぬ構造であり色彩であるから、老人患者が階や部屋を間違えるのも無理はない。空間も均質化されているのである。

どの部屋にも身を隠すところがない。現在でも個室よりは四人部屋、六人部屋の方が多い。そこでは病状によっては時には排泄行為すら衆人の眼にさらされて行わねばならない。フライバシーが保ちにくい。病室にはベッドが並んでいるだけだし、病室以外にはとくに他の機能をもった部屋もない。空間が量的に乏しいばかりでなく、質の変化にも欠けている。患者はただベッドで寝ていることだけが期待されている。食事をしたり、着替えをしたり、談笑したり、読書をしたり、音楽を聴いたり、時にはひとりくつろいでもの思いにふけったり、つまりごくふつうの意味で人間らしい生活をする空間がほとんどない。最近新しくできた病院のなかには入院患者の生活を多少とも快適なものにすべくいろいろ工夫がなされているようだが、それとて十分とはいえない。これは現代の病院がいまだに伝染病患者の収容をモデルにできていることも一因と思う。伝染病患者には安静にしてベッドで寝ていることだけが期待されていた。そこで生活することは期待されていなかった。疾病構造が変化して必ずしも常に臥床を必要としない疾患や心身症が増えたにもかかわらず、病院の施設、構造は伝染病の最盛期と基本的には変っていない。

そういう病棟の六階のほぼ半フロアが私どもの精神科である。四人部屋を一つつぶしてデイルームにしてあるが、ほかは一般の内科病室と同様である。精神科としては仮住いだが、しばらくはこの仮住いが続きそうである。

準夜帯（看護師の勤務帯、午後四時から夜中の一二時まで）に入ってから患者が病室からいなくなることがしばしばある。いなくなった患者の病状によっては事故や自殺の恐れもあるので、看護師や医師が、時には警備員の応援を求めて院内を探し回る。はじめは院内くまなく平等に探していたが、そのうちどこを探せばよいか大方見当がついてきた。一階のロビーの奥にある小さな人工池のまわり、二階の外来の、少し奥まった、廊下から見えにくい待合室、屋上に通じる、ふだんは誰ものぼってこない階段の踊り場など。夜間もついている蛍光燈の光もそこまでは届きかねる。病室からいなくなった患者はこういうかげのなかにいる。そこでじっと池の水面を見つめていたり、窓外のネオンに目をやっていたりする。時には暗い廊下の公衆電話で話しこんでいる患者もいる。病棟の小さなロビーに電話はあるが、まわりに人がいるところでは話しにくいこともあるのだろう。奥まった待合室で二、三人が寿司屋の出前をとっていたりする。看護師が見つけて「なんでこんなところに隠れているの」と患者をなじる。「なんか悪いことをするんでなかったら、隠れなくてもいいでしょう」と。準夜帯には病棟に看護師は二人しかいない。他科の重症患者もいたりするから彼・彼女たちは多忙である。患者探しに院内を走り回ってなどいられない。なかには、アルコール依存症患者が禁を犯して酒を呑んでいたり、青年期の男女の患者が人目を忍んで濃密にふれあっていたりするから、看護師の憤慨にも一理ある。

池のほとりにせよ、奥まった待合室にせよ、階段の踊り場にせよ、そこにはかげがあり、深さがあり、ささやかな秘密の匂いがある。そこでは病室におけるごとく観察されることも検査されることも治療されることもない。つまり客体化されない。人はそういう場所で主体性を回復し、自分自身の心のかげや深みを見出し、そこにふれ、そこに語りかけ、そこから打ち明けられる。心の深みの感情や衝動、ふだんは口にされぬ空想は、それなくしては人間が真に豊かな人間であることができないのだが、しかし同時に多かれ少なかれある種のうしろめたさを伴う。それらがそういう場所において密かに顔を出す。禁を犯すことによってはじめて十全な人間が回復される。生活空間のなかにそういうかげや深みがないと、人間の心のかげや深みも育たない。たとえそういうかげや深みが心の奥にあったとしても、それがふれられぬ期間が長ければ、深みと表層との交流はしだいに失われ、人格は平板化する。ふだんは口にされぬ心の秘密が開示されるには、それにふさわしい場所がいる。どこもかしこも同様で、平板で、いつも明るく照らされて身を隠すかげとてない世界に棲んでいては、人格そのものも単調で平板となる。現代の総合病院にはこういうかげや深みがない。患者たちが病室から抜け出すのは、与えられぬものを自ら創造しようとする彼らの人格の、人間性回復の努力なのかもしれぬ。

心身症者が日常生活の禁を犯すことなく過剰に適応し、心の深みとの交流を失って、夢見る能力や空想する能力を欠如していることが思い起こされる。

三　歴史性と個別性の軽視

身体医学においては、患者は歴史を担ったひとりの独自の人間とはみなされず、無名化されて、一個の有機体とみなされる。どのような名をもっていようと、どのような歴史を生きてこようと、現在の有機体としての状態、機能だけが問題である。患者がどのような歴史を担い、どのような家庭をもち、どのような生活をしているかはさして問題でない。肝硬変の診断を下すのに患者の今までの人生を知る必要はない。肝機能検査や肝シソチグラムや肝のCTや肝生検がそれを証明する。極端な場合患者の顔すら見なくてよいし、腹部の触診でさえ必ずしも必要でない。事実若い医師のなかには病棟に回診してもほとんど患者の顔を見ない医師もいる。カルテに貼布されたさまざまな検査結果を読み、それらを分析総合して判断を下し、しかるべき食事や薬物を指示する。肝硬変に至るまでにその患者がいつごろから酒を呑み始めたか、そのころどのような体験があったか、どんな家族がありその間にどんな葛藤があったか、こういう患者の個別的なパーソナリティや歴史は考慮されない。

時には、患者が自分が歴史性をもった存在であることを主張することがある。その主張が身体医学的治療への拒否として現れることがある。一例を示す。(2)

あるとき形成外科から次のような診察依頼があった。

「患者は三五歳の女性。右手の外傷後瘢痕拘縮にて入院し、腱の延長術及び腹部皮弁による植皮術を施行。近日中に皮弁切断手術の予定ですが、二、三日まえから精神的に不安定で「このままでよい」「もう家に帰りたい」などと治療に拒否的です。よろしくお願いします」

私が形成外科病棟に往診し、病歴を問うと、患者は「三、四歳ごろ電車にひかれて怪我をし、右手首から先が内側へ曲がってしまった。不便だったが箸もなんとか使えるのでそのままにしておいた。高校時代に某大学病院を受診したが、手術してもよくならないだろうといわれた。今回は近医からここの形成外科を紹介された。一回目の手術をしてもらったが、まだ包帯がまいてあってどうなっているかわからない。よくならないのではないか。もういじってほしくない」という。怪我をしたときのいきさつを問うと、「四歳ごろおもてで遊んでいて母に名前を呼ばれ、うれしくて母をもっと呼び寄せようと後退りした。そのとき電車にぶつかって怪我をした。母は病院につれていってくれず、近所の人につれてゆかれた。以後いくつか病院にかかったが、だんだん悪くなった。母はあとで「(何人かの医師に)いじられてよけいに悪くなった」とよくいった。中学、高校のころは手の不自由なことで母を恨み、それまでの医師に対しても「〃玩具《おもちゃ》じゃないんだから〃とよく反発していた」と語る。私が「今回の手術に関しても以前と同じような気持ちになったのでしょうか」と問うと、患者も過去の体験(歴史)が現在に重なっていることを認め、三日まえに母が見舞いにきてから昔のことを思い出していたという。私が「お母さんはあなたの怪我に罪の意識を感じていたのでしょう。そのためよけいに今までの医師を非難したのかもしれない」と述べると、患者はだまってうなずく。

こういう面接のあと患者は「気持ちがすっきりしました。手術は受けます」といい、皮弁切断術を受け、よい結果を得て退院した。

怪我のあとの瘢痕拘縮の治療を円滑に行うために、その怪我の歴史を理解することが必要だったのである。その奥にはさらに早期の歴史、幼児期からの母子関係の歴史とその問題点がひそんでいるであろうが、この場合はそこまで遡らなくてすんだ。

もう一例をあげる。

「慢性腎不全で人工透析を受けている老人がわけのわからぬことを口走って透析をいやがっているから診てほしい」との依頼があった。私が透析センターに出向くと、患者はしきりに体を動かしながら何か言っていて、二、三人の看護師が患者を押さえつけている。私は患者の枕許に坐って四〇分ほど話を聞いた。彼は死にたいという。透析には莫大な金がかかる。息子夫婦にこれ以上迷惑はかけられない。だから自分の貯金通帳を全部持ってきてくれと看護師に頼んだ。そうしたらまわりの態度が変わり、誰も話を聞いてくれなくなった、という。彼は透析が保険医療の対象になっていることもまだ知らず、高額医療費公費負担制度（医療費が月額五万一千円を越えた分は公費で負担される）についても知らなかった。透析を受けると月に何十万とかかると思っていたという。そのあたりを私が説明すると、彼の不安は目に見えて軽減した。そのぐらいなら自分の収入と貯金でまかなえる、息子夫婦に迷惑をかけなくてすむという。

患者の一見わけのわからぬ言動は、息子夫婦と同居する一老人の生活者としての不安に由来するものであった。彼の身体の病気については検査、薬物、透析と現代医学において打つべき手が打たれていた。ただこの老人も一人の生活者であることが看過されていたのである。私どもの病院では透析患者への教育プログラムができていて、経済的問題についてのソーシャルワーカーによる説明も実は組み込まれているのだが、透析導入に際しての不安と緊張の高い時期には一通りの説明では不十分だったのだろう。

あるいは事態はそれほど単純ではないかもしれない。透析患者には代謝性の障害や脳血管性の障害が生じやすい。いまだ検査にはひっかからないがそういう障害が存在し、そのため彼の脳機能が多少とも低下し、本来なら理解しうる説明が十分理解できず、不安が助長されたのかもしれない。この老人の「わけのわからない」言動の根本にはやはり一個の有機体としての障害があるのかもしれない。しかしたとえ根底に脳機能の低下があるとしても、そういうハンデを背負った一人の人間の生活の不安にも総合病院のスタッフの眼は注がれなくてはならないだろう。

四　ふれることの少なさ

精神科医とりわけ精神療法家は患者の身体に直接ふれることはきわめて少ない。むしろいかにして身体にふれずにすますかが、言葉を換えると、いかにしてふれあいを直接的なものから象徴的なものへと移行させるかが精神療法家の課題である。私は総合病院に赴任するまでは、他科の医師は患者の身体にふれることがはるかに多いであろうと思っていた。診断学の教科書を見ても、触診の重要性がうたってある。しかし実際に他科の医師の仕事ぶりを見ていると、必ずしもそうでない。医療機器を用いた検査はすこぶる多い。機器を用いた検査には多かれ少なかれ苦痛が伴うから、あまりに多い検査に「検査恐怖症」になる患者もめずらしくない。が、医師がその手を患者の身体に直接ふれることは思いのほか少ない。

私は機器による諸検査が必要でない、などというつもりはない。検査方法の著しい進歩によって多くの疾患が早期に診断され、たくさんの生命が救われている。しかし同時に医師が患者の身体に直接ふれることがむしろ少なくなった。現代の若い医師は視診や聴打診や触診の技術についてそれほど学びもしないし重視もしない。レントゲンやＣＴ（コンピュータによる断層撮影）や超音波や心電図の方が、人間の眼や耳や手よりはるかに正確に有機体の機能や構造を把握するからである。

精神科に入院中のある薬物依存症患者が肝障害を併発し、消化器内科の肝臓の専門医にかかった。その専門医は初診時こそ患者を直接診察し腹部の触診もしたが、次からはもっぱらカルテしか見なかった。カルテに貼布された多数の検査所見に基づいていかなる種類のどの程度の肝障害かを診断し、必要に応じて一層の検査を指示し、食事療法や薬物療法や点滴を処方した。彼はほとんど患者の顔を見もしなかった。ただカルテと検査票と処方箋で仕事をした。彼の診断は正確であり、治療は適切であって、事実患者の肝障害はしだいに改善した。ところが患者はこの専門医を必ずしも信頼しなかった。専門医がおなかにさわってくれなかったからである。「あの先生はちゃんと診察してくれない」と患者はいう。しかたなく私が患者のおなかにさわることにした。白状すると、私が腹部を触診しても肝臓をふれることすらむずかしい。ましてその腫張の程度や性質を判定することは不可能である。私の触診所見は専門医の治療に何の影響も及ぼしはしない。しかし私がおなかにふれることが患者にいくばくかの安心感を与えるようであった。

現代の病院ではあえて精神的といわず身体的にさえ医師が患者にふれることが少ない。本来身体にふれることと、ふれられることのもっとも多いところであったはずの病院においてこうである。患者の身体はしばしば観察され(それも人間のまなざしによるよりはむしろ機械によって)、侵入されるが、人間の手によってふれられることは意外に少ないのである。

五　打ち明けることの少なさ

現代の病院において患者が医師と話し合う機会と時間はきわめて少ない。患者になったことのある方なら、医師と話をすることがどれほど困難なことかすぐに実感されるであろう。医師はむやみに多忙なのである。少なくとも患者の眼にはそう見えるであろう。患者の話を聴くことが重要な仕事であるはずの精神科医である私でさえ、外来診療日には一日に数十人（数人の間違いではない）の患者に会っており、ゆっくり話を聴く余裕はない。他科の外来はこれ以上に混雑しており、「三時間待って三分の診療」は決して誇張ではない。まずこういう現実を何とかしなければならない。

しかし、医師と患者が語り合うことが少ないのは必ずしも医師の側の物理的時間の不足だけによるものではない。医師というものは患者をひとりの人間として見たり語りかけたりすることに慣れていない。患者を一個の無名の生物体、有機体として見るよう教育されている。人間を徹底して無名の生物体、有機体として見ることなしには近代以降の医学の進歩は不可能だったのであり、おそらくこういう見方はこれからもますます徹底されこそすれ棄て去られることはなかろう。これはこれでぜひとも必要な態度であり、医学教育のかなりの部分がこういう態度の育成に注がれているのも当然といえる。出血を見て、ひとりの人間としてのその患者に同情して泣いたり狼狽したりしていては、適切で迅速な処置をすることはできない。それを一個の有機体の失調としてとらえ、すみやかに修復手段を講じなければならない。それが結果的にはその人の痛みをできるだけ早く軽減することにつながる。一個の有機体の機能障害を修復することが結果としてひとりの人間の苦痛を救う。

たしかにそうである。少なくともかつてはほとんどの場合そうであった。しかしこれは幸運な一致であったのかもしれない。現代においては必ずしもそうではない。生命を救い維持することが別の次元の苦痛や問題を生じさせることもままある。生命維持装置によってみずからの意志とは無関係に生かされている患者、ICUやCCUで生じるさまざまな精神医学的問題、透析によって延命が可能になった腎不全患者の担わねばならぬ心身両面の負担など。あえて人体実験を行うといった乱暴な医師がこういう問題を発生させているのではない。現代の良心的な医師が日々直面する問題である。一個の有機体を救うべく医療技術が進歩した結果、ひとりの人間の苦悩がむしろつくり出されたのである。そして医師はこういう苦悩に直面すると当惑し無力感をもつ。

医師の無力感がもっとも端的に現れるのが、死にゆく患者の苦悩に直面したときである。現代医学は、昔ならとっくに死んでしまったであろう患者たちの延命に成功しているが、しかし人はいつかは死ぬ。患者たちは急には死なないがゆっくりと死ぬ。病院のなかで管や針を無数に刺しこまれて死ぬ。人々はかつては自分の家で肉親にみとられて死んでいったが、今はほとんどが病院で機械に囲まれて死ぬ。病院とは実に人が死ぬところなのである。

ところが病院のなかでは死について語られることはきわめて少なく、死を悼むことすら禁じられている。患者が死ぬや、彼の身体のみならず持物もすべてただちに運び出され、彼のいたところ、ふれたところは消毒され、ベッドにはすぐ新しいシーツがかけられる。そして、あたかもその死んだ患者は存在しなかったかのごとく振舞うことが、医師にも看護師にもほかの患者たちにも期待される。病院は人が死ぬところであってはならないかのごとくである。

医師が死にゆく患者に、彼がまさに死にゆくことを率直に告げることはほとんどない。患者にも死への不安や恐れや怒りを打ち明けることは期待されていない。

アリエス(3)が述べているように、かつては人々はおのれの死ぬことをみずから知り、死の床で心の内を他者に打ち明け、別れを告げ、生き残る者たちに忠告を与えさえした。死にゆく人自身がおのれの死を知り、おのれの死をめぐる儀式の宰領者であった。ところが現代の病院のなかでは、医師も看護師も死にゆく人に死を告げることを恐れ、死にゆく人がおのれの死を知らずにいることを願っている。おのれの死を知ることによって死にゆく人々が苦しみ、激情に駆られ、混乱し、そしてそれによってまわりが困惑させられることを恐れている。死にゆく人にその運命を告げることは残酷なことであると考えられている。

みずからの死を知り引き受けることは、人間の手にあまることだろうか？　死にゆく人に彼が死にゆくことを打ち明けることはそれほど恐ろしいことだろうか？　アリエスが指摘しているように、ほんの一〇〇年ほどまえまでは人々は皆これを引き受けていた。アリエスは西欧のことを語っているが、われわれ日本人もかつてはおのれの死を引き受けていた。死は自然に帰すことと考えられ受け容れられていた。

こういう人たちは現代のわれわれとは違った野蛮人だとでもいうのだろうか？　打ち明けずにすませ、死にゆく人がそれを知らぬまに死んでしまえば、事態は平穏に進行し、医師も看護師も家族もほっとする。こういう状況では死にゆく人もみずからの心をひらいて訴え語ることができないであろう。聴く人のないところに語ることはできない。語られぬところではしだいに語られるべき心の内は否認される。人と人が心をひらきあう交流は回避し、ただとり乱さずまわりに受け容れられやすい態度で、おのれの死を知らぬままに、あるいは知っていることをみずから否認したままに、あるいは知っていてもあたかも知らぬかのごとく振舞って死んでゆくことが、はたして望ましいことであろうか。

私どもの病院でも死をめぐって看護師を中心に勉強会がひらかれ、私も参加して何人かの看護師の意見を聞く機会があった。第一に私が感じたことは、病院では多くの人々が死んでいる、看護師は何人もの死に立会っている、それにもかかわらず死について語られることが今までいかに少なかったかということであった。第二に、彼女たちはほとんどが患者に死を告げることを恐れ、ためらっているということであった。そしてその背後には、患者がとり乱したときに自分たちがどうしてあげたらよいかわからないという無力感があった。キュブラー・ロス(4)の著書なども広く読まれていたが、あんなふうに死にゆく患者に彼がまさに死にゆくことを告げられるのは、強い自我をもつ西欧人の患者に対してはじめて可能なことで、日本人にはどうかという疑問の声が多かった。

しかしわれわれ日本人は昔から死を親しいものと考えてきた民族ではなかったか。人間には受け容れねばならぬ運命がある。私はそれを告げることが原則であるべきだと思う。告げない方がよい場合もあるいはあるかもしれないが、その場合告げない理由が明確にされるべきだと思う。告げないことが原則で、告げる場合にその理由があげられるというのは逆ではないかと思う。

ホスピスというものがある。そこでは不治の病にかかった人たちが治るためではなく世話をされるために入所し、麻薬によって苦痛を和らげられ、死を迎える。わが国でも柏木ら先駆者の努力でホスピスができつつある。そこでは医師や看護師やその他のスタッフが患者と死をめぐって話し合い、死にゆく人が死を受容しうるよう援助する。私自身はまだこういうかかわりの経験が乏しく、ロスや柏木[5]の著書から教えられるばかりだが、そこに現われている死にゆく人が死を受容するに至る過程は人間存在の弱さと偉大さをあますところなく示している。

しかし一方でこうも思う。死にゆく人は家庭からもコミュニティからも一般の病院からも切り離されてホスピスに入り、ひっそりと整然と死ぬ。ホスピスは死にゆく人をコミュニティから隔離し、人々の眼に直接ふれぬところで死を迎えさせるための施設ともとれる。死にゆく人は社会との交流を奪われ、日々生活している人々の眼にふれぬところで死ぬ。

誤解のないように断っておくが、私は、ホスピスを設立しそこで死にゆく人への援助に心を砕いている人たちの努力が無意味だなどというつもりはまったくない。ひそかに敬服し応分の協力もしているつもりである。私どもの病院にもホスピスができればよいと願っている。しかしそれにもかかわらず、ホスピスがやはり死を社会から隔離する手段にならざるをえないことを悲しむのである。

死を例にとって考えてきたが、死をめぐる不安に限らず、心の内を打ち明けるということが現代の病院においてはすこぶる少ない。打ち明けることは期待されていない。医師は患者がとり乱すことを恐れて、患者が死にゆくことは無論のこと、時には診断や病状すら患者に打ち明けることができない。患者も自己の弱みを露呈し不適応を招くことを恐れて、あるいは医師や看護師を困惑させることを恐れて、みずからの不安、苦悩、悲しみを打ち明けることがない。打ち明けることは信頼することである。信頼とは相手についてまったく無知であることとすべてを知ることの中間の状態である。無知であっては信頼できないことはいうまでもないが、相手がどう応じるかすべて予測可能であればもはや信頼する必要はない。信頼する側にもされる側にも決断が要請される。打ち明けることは不安であり、打ち明けられることは重荷である。できれば避けて通りたい。現代の病院のなかでは、人はおのれの心を打ち明けるべき人を見つけることがむずかしい。おそらくこれは現代社会一般に見られることであろう。打ち明けること、あるいは打ち明けざるを得ないことは不適応のしるしとみなされている。打ち明けることをしないでいるうちに、人はついに打ち明けるべき感情、空想、秘密、打ち明けるべき心の深みを失い、閉ざされた平板な心しかもつことができなくなる。これが「適応」のために多くの人々が支払っている代価なのかもしれない。

以上、私の眼にうつった現代の総合病院の特徴をいくつかあげたが、これらの特徴は心身症者の特徴と共通するところが多いように私には思える。巨大な総合病院自体が心身症を病んでいる。そして心身症をつくり出しているように思える。

心身症者にとっても時間はあわただしくしかも均質に経過していないだろうか。心身症者の人格はかげや深みを失っていないだろうか。そして心身症者はおのれの身体を一個の生物体とみなしてコントロールし、そこに歴史や意味を見まいとしていないだろうか、心身症者の治療において治療者の仕事は、患者を一個の生物体とみなすのでなく、独自の歴史を担ったかけがえのない人間、家族もあり、お金の心配もするひとりの生活者として見直すことにある。

心身症者の治療にあたっていま一つ大切なことは、彼らの身体にふれることである。ふれることは医学的検査や診断のために必要なばかりでなく、慰めや融合や平安を与えることもできるのである。心身症者の触覚的身体像を確認することにもなる。

打ち明けることのむずかしさは心身症者の特徴の一つである。彼らはみずからの感情を語ることに乏しく、心をひらいて内なる夢や幻想を語ることがない。心身症者の多くに見られるこういう特徴をシフニオスはアレキシシミアと呼ぶ。これについては第三章の「二　アレキシシミア」で詳しく検討するが、一言でいえば、打ち明けることの不能といってよいであろう。情動は本来表情や音声や身ぶりや言葉といった情動的表現を介して現れるが、アレキシシミックな患者においてはこれが困難で、情動が自律神経系、器官へと転移され、心身症が現れる。心身症者は言葉でもって「打ち明ける」ことができず、身体でもって「打ち明け」ざるをえないのである。

文献

（1）厚生労働省（一九八五）『厚生白書 昭和六〇年版』財団法人厚生統計協会
（2）成田善弘（一九八六）「コンサルテーション・リエゾン」西山詮編『リエゾン精神医学の実際』新興医学出版社

（3）フィリップ・アリエス（一九七五）『死と歴史 西欧中世から現代へ』（伊藤晃・成瀬駒男訳（一九八三）みすず書房）
（4）キュブラー・ロス（一九六九）『死ぬ瞬間 死にゆく人々との対話』（川口正吉訳（一九七六）読売新聞社）
（5）柏木哲夫（一九七八）『死にゆく人々のケア 末期患者へのチームアプローチ』医学書院

第二章　心身症の隠喩《メタファー》

一　運命性

現代の医学と医療技術の急速な進歩は多くの生命を救っているが、病を担った人間が救われているかどうかはまた別問題である。すでに指摘したように、患者はひとりの病む人として見られるよりも、一つの病気として、さらには病気にかかった一つの器官として見られ、ひとりの人格としてよりも一個の生物体、有機体として見られるようになった。心身医学はこういう傾向への反省として生まれ、患者を単に身体としてではなく、身体であり精神である全体として見ようとするものである。かつて人間の病はすべてこころとからだの病とみなされていたから、心身医学の提唱はある意味で古代からの人間の知恵を取り戻そうとする試みである。古代からの知恵をいま一度見直し回復せざるをえない状況に、今われわれは立会っているのである。

人間が精神であり身体である限り、心身症は昔から存在したであろうし、現在も存在するし、将来も存在するであろう。意識と知を与えられながら、死すべき身体を越えることのできない人間の有限性、中間性が、心身症という形をとってあらわになるのである。人間は基本的には動物と同じ身体に制約されながらも、心をもつに至った。人間が与えられている意識、知というものはもともと人間の身体にそぐわないもの、分に過ぎたもののように私には思える。その進化の代償が心身症なのであろう。老化や死が人間にとって避け難い運命であるごとく、心身症もおそらく人間の運命であって、いかに医学が進歩しようとも心身症を一掃するなどということは不可能であろう。一掃するどころか、医学の進歩が心身症をつくり出しさえするのである。天然痘はすでに消滅し、結核もあるいは将来消滅するかもしれない。現在もっとも恐れられている癌ですらいつか撲滅されるかもしれない。しかし心身症が消滅するとは私には考えられない。心身症は人間が精神であり身体であることから避け難く生じる結果であり、ある意味で、人間が人間であることのあかしのように思われる。

心身症研究のわが国の先駆者の一人が、ある禅僧の「病気にかかるようでは本物の禅僧でない」という言葉を引用しておられたが、私には妙に違和感があった。禅僧とて人間である以上、ほかの病はともかくとして心身症にかからないとは限るまい。この言葉は、自分は決して狂気にはならぬと確信している正常人を思い起こさせる。こういう確信からは、病者（心身症者であれ精神病者であれ）を劣ったものとみなし、軽蔑し、恐れ、遠ざける視点しか生じない。

むろんすべての人が心身症になるわけではない。しかし、人類という種が進化し、文明化し、その過程で変化への対応を迫られるとき、心身症は必ずや出現するであろう。身体はそもそも自然と文化との懸け橋としてあるものであるから、両者の距離が遠くなるにつれて、身体に要求される負荷は増大し、ついには何らかの破綻が生じるかもしれない。人間はしだいに本来の自然のなかよりもむしろ第二の人工的自然のなかで暮らすようになりつつある。大地や河や森や風のかわりに機械やコンクリートや電波に囲まれて暮らし、直接五官に依拠する経験よりも、記号やシンボルを扱う経験が増大しつつある。人間は身体にとって馴じみ深い、身体が直接経験しうる世界にだけ棲んでいることができなくなりつつある。こういう危機的状況において心身症は増加するであろう。おそらく心身症は人間が文明の変質と危機とを感知するリトマス試験紙のごときものであろう。あたかも芸術家がいまだ余人の感知しない文明の危機を無意識のうちに感知して、必ずしも自覚的にではなく作品に表現するごとく、心身症者もまた人間の運命とその危機をみずからそれと知らず体現する無意識の先覚者なのかもしれない。

個々の心身症者のなかに神経症的パーソナリティ構造や自我欠陥を見出すことは可能であろうが、しかしそれにもかかわらず、彼らは人類にその運命を告知し、文明の危機に警鐘を鳴らす選ばれた人たちなのかもしれないのである。

二　辺縁性

心身症者は現代の医学や医療のなかで必ずしも正当に遇されていない。しばしば「本当の病気ではない」として貶められている。心身症は「身体症状を主とするが、その診断と治療に、心理的因子についての配慮が、特に重要な病態[1]」と定義されているが、身体医学の王国にあって「心理的因子についての配慮が特に重要」と判断されることは、どうも名誉なことではなさそうである。心身症者がわれわれ精神科医のところに受診するとき、彼らは意気揚々とやって来はしない。身体医学の王国に受け入れられぬ存在として、放浪の旅人のごとく各科を回ったあと、「本当の病気ではない」という負の記号を貼られてやってくる。病気に心理的因子の関与が大きいと、身体医はこれを患者のパーソナリティの何らかの劣等性のゆえと考えがちで、それが患者に対する価値の貶めと道徳的非難を惹き起こす。患者はもはや身体医学の対象ではなく、科学の対象ではなくなる。人格的に劣った、道徳的に矯正されねばならぬ存在とみなされるのである。

心身症者が精神科に受診するまでには、発症後かなりの期間を経過していることが多い。患者はそれまで身体医学のコンテクストのなかで、身体症状を説明するにたる器質的原因があるはずだとの前提でいくつか検査を受けてきた。ところが心身症の場合、当然あるはずと前提されてきた器質的所見がないか、あっても患者の訴えと釣り合わないか、あるいはその器質的所見が心理的因子という身体医学のなかに組み込みにくい要因の関与によって左右されるか、いずれかである。いずれにせよ心身症者は身体医学の法則に従わない。そういう彼らに対して「本当の病気でない」という宣告が下される。公認しうる病気ではなく、「精神的なもの」あるいは「自分でつくった病気」だとされて、身体医学の王国にふさわしくないとして追放される。

精神病者や古典的神経症者が身体症状を訴えて各科を受診した場合、彼らも忌避され追放されるが、それにしても彼らにはまだ精神医学の王国がひらかれている。この王国は身体医学者の眼から見れば、はなはだうさんくさいものかもしれないが、しかし一つの王国たるを失わない。

ところが心身症者には行き場がないのである。精神科医のなかに、とりわけわが国の精神科医のなかに心身症に関心を示す医師は少ない。したがって心身症者が精神科を受診しても必ずしもふさわしい扱いを受けることができない。心身症者は身体医学の王国にも精神医学の王国にも受け入れられず、それぞれの辺縁をさまよわざるをえないのである。

わが国の心身医学の先駆者の一人石川中(2)は、心身医学のアイデンティティを語るにあたって、メスメリズムに淵源する精神分析、条件反射学説、森田療法の三つを心身症を理解する三本の柱としてとり上げ、ジルボーグの『医学的心理学史(3)』を参照しつつ、おおむね次のように語っている。

医学史上、心身医学的アプローチをはじめて行ったのはメスメルであると考えられる。彼は心因性の痙攣や麻痺を示すヒステリー患者に自己の手をふれることによってこれらの身体症状を治癒せしめ、これを動物磁気によるとしたが、フランス・アカデミーはこれを非科学的療法であると断定した。メスメリズムはその後イギリスの外科医ブレイドにより再びとり上げられ、科学的に検討されて、ヒプノティズム（催眠術）と名付けられた。さらにフランスのナンシーの開業医リボーは、催眠は生理的なもので誰でもかかりうると主張し、ベルンハイムは大学教授の職を投げ打ってこれに加わり、ナンシー学派を形成した。一方すでに高名であったシャルコーらのサルペトリエール学派は、催眠はヒステリー患者のみがかかる異常現象であると主張し、両学派の論争となったが、論争は在野派のナンシー学派の勝利に終った。

石川はこれについて、別の著作(4)のなかで、「この両学派の論争は、ナンシー学派が経験的、臨床的な傾向が強く、サルペトリエール学派が理論的、研究的な傾向が強く、したがって催眠に対する態度を異にしていることも興味深く、そして論争が前者の勝利に終ったことも、心身医学が、研究的というよりは実践的な性質を有していることと関連して意義深い」と述べている。さらに石川は(5)、「心理面に対する加療によって、身体面にまで作用を及ぼすという、心身医学的な治療は、メスメルのメスメリズムから、ブレイドのヒプノティズム、そしてナンシー学派のリボーと継承、発展されてきたが、その道は誤解と偏見によって満たされていた。しかし、それにもかかわらず、大衆からのニードと、そのニードに対して、答えようとする医師たちの良心によって、心身医学の基盤が少しずつ築かれてきたのである。この道にとって、学問的な野心とか、社会的な名声とか、金銭的な欲望等は全く無縁であった」という。

さらに心身医学への道はフロイトに継承され、心身症の原因は幼児期の心理的葛藤に求められるようになった。しかし精神分析は当時のヨーロッパの正統的な精神医学者には受け入れられなかった。ユダヤ人であったフロイトはナチスに追われ、ロンドンで客死した。「すなわちここでも、先に催眠に向かった偏見と誤解が、再び精神分析に向かい、むしろよりけわしい道になったといえる。(6)」

さらにもう一つの柱であるパヴロフによる条件反射理論は、パヴロフの母国ソビエトが共産主義国家であったゆえに、共産主義に対する一般的偏見に災いされてソビエト以外の国では必ずしも正当に理解されなかった。「すなわちここにおいても心身医学への道は、偏見と誤解に遭遇したのであった。(7)」

さらに心身医学に大きな影響を与えた森田正馬の場合も、「日本において正統な精神医学には受け入れられず、彼自身官学を去って私学において教職についたことも、これまでの心身医学のパイオニアーと同じ宿命にあったといえよう。(8)」

石川(9)は心身医学を在野の医学として位置づけて次のようにいう。「心身医学のバックボーンとなる理論的な柱の萌芽から結実への道は全て偏見と誤解に満ち満ちていたが、心身医学が大衆のニードに応じる実践の医学であることから、当時の正統的な医学、官学的な医学からはむしろ排斥され、在野的な医学として、主として開業医や、アカデミー以外の医師らによって支えられて今日に至ったのである。

このことは、心身医学が、精神医学と各科臨床の境界領域にある、いわば継っ子の医学であることに付随したいわば宿命的なことでもあるし、またこのことが心身医学のアイデンティティともつながるものである。」

いかにもそのとおりであろう。石川の文章には「誤解」と「偏見」という言葉が頻出するが、そこには日本の心身医学の草分けの一人である石川自身が、医学界の誤解と偏見に囲まれて生きてきたその半生の苦闘が反映しているであろう。心身症の患者たちが人間の運命の体現者でありかつ文明の危機を告げる先覚者でありながら、身体医学の王国にも精神医学の王国にも受け入れられず、その辺縁をさまよってきたことを顧れば、心身医学の先駆者たちが誤解と偏見のなかで苦闘してきたことはいかにもふさわしいことである。辺縁をさまよわざるをえないのは先覚者の宿命であり、栄光である。

石川中先生は正統的医学の中心と目される日本の官学、東京大学に心療内科を創設し、その初代教授に着任されて日浅くして、一九八五年三月に逝去された。あたかも心身医学の辺縁性を克服せんと努めつつ、ついにその辺縁性に殉じられたかのごとくである。私自身は直接教えを受ける機会を得なかったが、後学の一人としてはるかに先生の御冥福を祈る。

私は石川の文章を読んだとき妙に心にとまり、ここにもいささか長く引用した。フロイトにせよ森田にせよ精神医学者であり、精神療法家である。誤解と偏見はむしろ精神医学者に対して、そのうちでもとりわけ精神療法家に対して向けられていたであろう。私は一精神療法医であるが、これら先達の苦難と較べればものの数ではないにせよ、いまだ必ずしも消失したとはいえぬ誤解と偏見のなかにあると感じている。そして正統的精神医学の府である大学の教室においても、身体医学に囲まれた総合病院のなかにおいても、いささかの異邦人意識を捨てきれぬのである（もっともこういう意識は精神療法家にとって必要な意識でもあろうが）。

三　慢性性

心身症患者が医学の辺縁に追いやられ、省みられることが少なかったのには、心身症が死と結びつきにくいということもあろう。もし心身症によって多数の人々が死んでいたら、心身症研究ははるかに重要視され、それへの経済的投資もはるかに大きいものになっていたであろう。大体医者というものは身体医学的病変を見落すことをたいへん恐れ、万一そんなことがあれば大いに恥じ自責的になるが（これは必要なことであるが）、心理的問題を見落すことはそれほど恐れず、見落していてもいっこう痛痒を感じないばかりか、そのようなものは見ないことをもって医師のアイデンティティとしている人すらいる。それも、身体的病変は究極のところ死につながるが、心理的問題は死につながることがきわめて少ないと一般に考えられているゆえであろう。心身症が死につながることはたしかに少ない。必ずしもそうでない場合、たとえば神経性食思不振症者の餓死などもあるのだが、たとえばかつての結核や現在の癌と較べて、心身症が死に結びつくことが少ないのは事実である。単に死に結びつくことが少ないというだけでなく、一定の経過が見られにくい。つまり心身症は急速に悪くなることもないかわりによくなることもない慢性の病気と見られている。

スーザン・ソンタグ(10)は隠喩に飾り立てられた病気として結核と癌をとり上げ、こういっている。

「結核は時間の病気である。結核は生をせきたて、際立たせ、霊化する。英語でもフランス語でも、肺病は「疾駆する」といわれる（日本語には「奔馬性結核」と訳されている――成田）。癌の方は歩くというよりも段階を経てゆく。そしてとどのつまり、「終局を迎える」のだ。(中略) 癌は時間の病気というよりも空間の病気あるいは空間の病理である。癌の隠喩を見ると、主に地理的なものが利用されることが多く(癌は「広がり」「増大し」「拡散する」。腫瘍は外科手術によって「除去される」)、死を別にすれば、その最も恐ろしい結果とされるのは体の一部分の切断、切除である。」

心身症者にとって時間はあわただしく経過するのだが、いったん心身症になってしまえば、その心身症そのものが「疾駆する」ことはない。まして「生をせき立て、際立たせ、霊化する」ことはない。心身症はただなかなか治らなくて、治ったと思うとまた繰り返すのである。心身症が死につながらないゆえに、時間経験は痛切化せず、栄光化されることもない。また癌のように「広がり」「増大し」「拡散する」こともない。心身症はいつまでも同じところがぐずぐずと調子が悪いのである。

ソンタグが指摘するように、結核にはあるロマンチックな雰囲気がある。詩人や若い恋人は結核で死ぬ。彼らは白い肌とバラ色の頬をしている。結核にかかることは精神性のあらわれ、情熱のあらわれであった。ソンタグは癌と結核を対比して、癌にはロマンチックな精神性もなく、栄光もないと述べている。が、これはおそらくソンタグ自身が癌は経験したが結核は経験していないことにもよるであろう。病というものは外から見ればいかように見えようとも、病む人自身にとってはただ苦痛な忌むべきものであって、栄光など感じられないものであろう。しかし、癌に対する闘病記は昨今しばしば出版される。そこには癌という運命に対する人間の苦闘が書きしるされ、人間の弱さと勇敢さがあらわにされて、世人の共感と尊敬を呼んでいる。外から見れば、癌との闘いには栄光が伴っているように見える。

心身症にはこういう栄光がまったくない。心身症の闘病記はあまり出版されていないようである。かりに出版されたとしても、結核や癌の闘病記ほどには読まれないであろう。神経症にも栄光はないが、しかし神経症者は時にみずからの神経症の歴史を書きしるしたいと願う。病気の歴史がそのままその人の人格の歴史であり、成長の過程と重なるからである。心身症も本来そういうものであるかもしれないのだが、心身症者はおのれの病気の歴史を書き残したいとはあまりいわないようだ。

心身症者はおのれの心身症の慢性化に希望を喪失し、無力感を抱いている。それは死が間近に迫ることへの絶望ではなく、煉獄に永住させられるかのごとき希望のなさである。

一方、慢性化は患者にある種のモラトリアムを保証するものであって、患者自身このことにひそかに気づいていることもある。そしてそれゆえにみずからを責め、他者からは責められると感じ、それがかえって休養や治療への専念を困難にする。よくもならないがそれほど悪くもならぬ病気のなかで、患者はただじりじりと焦慮している。希望のなさと無力感が一切を支配し、時間は空回りする。

四　内部と外部

(一)「悪」の内在

結核が時間の病理であり、癌が空間の病理であることに対比して、心身症はどのような病理であろうか。

昨今心身症が注目されしきりに語られるようになった理由の一つに、広い意味の疾病観の変化、ひいては世界観の変化があると思う。

かつて人間を悩ませた主要な病気は伝染病であった。伝染病の原因は人間の外部に存在する病原菌にある。つまり人間を苦痛におとしいれ死を招く「悪しきもの」は自己の外部にあったのである。このきわめて自然科学的疾病観は、しかし、病が自己の外部の悪魔や悪霊のしわざであると考えられていた古代の疾病観（こういう疾病観は現代でも決して消滅したわけではない）と、「悪」が自己の外部に存在するという点において共通している。そこには、すべて悪しきものは外部から、辺縁からくるとする世界観がある。これは人の心をほっとさせる考えである。

しかるに、昨今、自己免疫疾患なるものが注目されつつある。この方面の秀れた研究者である小林登[11]によると、「自己の生体内の組織がなんらかの機序によって抗原性を獲得する場合、または自己と非自己の鑑別機序の失調によって、自己の生体組織を非自己とみなしてしまう場合あるいは免疫学的寛容が破綻した場合には、生体は自己の組織に免疫反応を惹起すると考えられる。これを自己免疫疾患という」。つまり生体の一部があたかも外部から侵入した異物のごとく認知され、生体は、あたかも外部から侵入した病原菌を白血球が殺しにかかるごとく、みずからの一部を攻撃してしまうのである。小林によると、現在医学的にも社会的にも問題になっている難病の多くは自己免疫疾患であるという。臓器特異性自己免疫疾患として、甲状腺に対する自己免疫による橋本病、肝臓に対する自己免疫による慢性肝炎などがあげられ、全身性特異性非臓器自己免疫疾患として、全身性エリテマトーデス、慢性関節リウマチ、およびその他の膠原病などがあげられている[12]。

これらの疾患の多くが心身症にも数えられるのは興味深い。

免疫学の専門的理論はさておいて、小林の説明を読んで素人の私が受ける印象は、第一に、これらの病気においては病気の原因が自己の外部にあるのではなく、どうも自己の内部にあるらしいということであり（もっともこの自己の内部の失調を惹起する原因として、再び外部の悪、たとえばウィルス感染などが考えられることもあるようだが）、第二は、こういう病気は自己と非自己の境界の混乱、自己と非自己の区別がつきにくくなることによるらしいということである。つまり、自己の一部が非自己化してゆくこと、言い換えると自己の内部のものが外部化してゆくことにより、自己の内部に「悪」が生じるといえるのではないか。こういう意味では、癌もこの範疇に入る。これらの疾患においては、「悪い」のは外界ではなくどうも自己らしいが、しかし自己が「悪く」なるのは自己の一部が外部化するためらしいということになる。「悪」は内部にあるのか外部にあるのか判然としない。「悪」はもっぱら自己の外部にあると考えて何ら迷う必要のなかったかつての伝染病の疾病観と較べると、はなはだすっきりせず厄介である。しかし現代はどうもそういう厄介な時代らしい。

心身症においては「心理的因子」が重要視される。つまり病者の内部の体験、その体験の加工や処理の仕方、そしてそれらと密接に結びついた自律神経系の活動などが問題にされる。つまり病者の内部、病者の自己が問題とされる。むろん、自己の内部で何らかの失調が生じるには外部的要因たとえば環境上のストレスなどが想定されはするが、外部的要因がよほど激烈なものでない限り、発症の責任はおおむね自己に帰せられる。心身症を性格障害として把握する試みも、巨視的に見れば、内部に「悪」があるとする考え方に入るであろう。

（二）内部の外部化——自己の非自己化

私は、心身症においてはその内部世界（自己）が外部化しつつあるのではないかと考えている。その理由の一つは、心身症者の身体症状についての訴えや描写があたかも外部世界の描写のように聞こえることがままあるからである。患者の訴えはたとえば次のようである。

「頭のなかがドロドロした液体で詰まっていて、それが噴水のように吹き出して四方に分かれて体中を流れ下ってくる。喉の奥にそれがドロッと滲み出してくる」

「顔面から背中にかけてピリピリと何本もすじが走り、それがねじれるように動き回る……なんとも言葉ではいえない」

「おなかのここにたしかに胃があるといつも感じられる。重いものをいつもはこんでいる感じがする」

彼らには実にありありと体験されるらしい。彼らは病める身体（部位）にふれたり、押さえたりしつつ語る。その描写は詳細であり、いかにも具体的かつ鮮明である。しかしそれにもかかわらず、われわれには彼らの体験を追体験し共有することがむずかしい。彼ら自身にも体験を言葉にすることが困難らしい。彼ら自身おのれの体験の伝達不能性に多少いら立っているように見える。

眼のほとんど見えない人たちのみの世界があるとしよう。彼らの世界は、ぼんやりした、漠然とした、十分に分化しない、不鮮明な、灰色の世界である。人々はその世界に手さぐりで生きている。そこへただひとり視力のある人間が生まれ、この世界の有様を人々に語って聞かせるとする。空は青く、木々は緑で、真っ赤なバラが咲いていると。しかし彼らの世界には、青とか赤とか分化した色をあらわす言葉がそもそも存在しないであろうから、バラの赤さを説明するにもたいへんな苦労がいるであろう。「あのカーッと血が騒ぐような、一面に鮮明な、滲み入るような、興奮してくるような、どうにも言葉ではいいあらわせないような眼の感覚」とでもいうだろうか。説明していてもどうにももどかしく、しょせんわかってもらえぬかもしれぬと焦躁感、無力感に陥るかもしれない。

心身症者の訴え、なかんずく体感異常に近い訴えは、あるいは視力の不十分な人間に世界の色彩や形を説明しようとする視力のある人間の努力のようなものかもしれない。このたとえは粗雑なものかもしれないが、彼らの訴えを聞くときにこんなことを思いつつ聞くと、多少は彼らの苦衷が察せられるのではなかろうか。

市川浩[13]が指摘するように、一般に外部世界は截然と明瞭であるが、同時によそよそしく冷たく、油断のならない他者性を帯びている。一方身体感覚にもとづけられて成立する内部世界は、未分化で不分明であるが、それゆえに温かく親密で安心感に満ちている。心身症者のあるものにおいては、本来親密で安心感に満ちているべき内部世界の一部が外部世界化し、安心感が失われつつあると考えてよいであろう。それゆえ彼らはみずからの内部を、あたかもわれわれが外部世界を描写するかのごとく描写するのであろう。

心身症者がおのれの病める身体にどのような態度をとるかをもう少し見てみよう。

ある者は心臓の音や働きにたえず気を配り、脈搏の遅速について過度の注意を払い、ときには心臓のあたりに手をふれ、押さえている。またある者は胃腸の働きについて、ここがゴロゴロするとか、あそこが痛むとか、いかにも苦しそうに（見ようによっては苦しみつつも何か愛着を感じているように）語り、たえず腹部を大事そうに押さえている。病める身体（部位）にリビドーが備給されているといってよいであろう。その病める身体（部位）はあたかも外部の対象であるかのごとく、それもしばしば患者が両価的な感情を向けている対象のごとく体験されているのである。

こういう心身症者の訴えを聞くと、病める身体（部位）が彼ら自身の身体像からしだいに押し出されて外部対象化していると考えたくなる。その身体（部位）が私のものでありながら、しかし「「私の」というあの親密なアイデンティティの感覚」（市川浩）を失い、異物として出現してくるのである。

神経性食思不振症の身体について、セルヴィーニ[14]は次のようにいう。すなわち、神経性食思不振症者においては、自己の身体に対する体験は曖昧で、両義的であり、それはノン・ミー non me とバッド・ミー bad me のあいだに位置している。それは疎隔させられると同時に自己自身であり、迫害者であると同時に被迫害者である。本症に見られる投射は、自己の人格内部における受容し難いものを、他者ではなく自己の身体へと投射することによって分裂性傾向から免れている、と。

重症の神経性食思不振症者を見ていると、このセルヴィーニの説明に説得力があると感じられる。そして他の心身症者においても、その病める身体（部位）は多かれ少なかれ疎隔させられているがしかしやはり自己自身であるという微妙な中間に位置しているようだ。

（三）外部の内部化――非自己の自己化

心身症者において自己の身体（部位）が外部対象化するという事態が起こっているのではないかと私が考えるに至ったいま一つの理由は、腎移植患者とかかわった経験からである。この経験についてはすでにその一部を専門誌に報告[15]し、また本書の第五章の「三　人工透析と腎移植をめぐって」でもふれるが、ここでは、外部の内部化―非自己の自己化といった視点からすこしふれておきたい。腎移植患者が移植された腎臓をみずからの身体イメージに統合してゆく過程は、外部対象であり非自己であった移植腎を内部対象化し自己化してゆく過程ととらえることができる。その途中において、被移植者は移植腎に対してさまざまではあるがある特有な態度をとるが、それが、心身症者が病める身体（部位）に対してとる態度ときわめて類似しているという印象を私はもった。

慢性腎不全に陥って腎機能を喪失したため母親から腎移植を受けた一少女の例を示す。

腎移植に伴う精神医学的問題の調査と予防のため、精神科医である私が移植手術前から彼女と面接していた。移植手術後数日して私が彼女を病室に訪れると、彼女は移植腎の移植された腹部を大事そうに押さえている。私が、移植腎の存在が感じられるのかと問うと、彼女は「うん、このあたりに重みを感じる」という。膀胱に挿入されたカテーテルから流れ出てくる尿を見ていると、「お母さんの腎臓が一所懸命働いてくれているなと感じる。腎臓さん頑張って！といいたいぐらい」という。

これはわれわれが腎移植患者とかかわりをもち始めた初期のころの経験であり、私ははじめてこの少女の話を聞いたときには、彼女の健気な印象とあいまって、非常に感動した。手術を行った泌尿器科医にこの話をしたところ、彼らも感動し、こういう話が世に広まれば腎提供者がもっと増えるのではないかという。この少女は幸いにして母親から生体腎の移植を受けることができたのだが、腎移植のかなりの部分は死体腎の移植である。わが国においては欧米と較べて死体腎の提供がきわめて少なく、そのため多くの腎不全患者が血液透析による治療（一回に数時間、週に三回ベッドに拘束される上に、種々の困難を伴う）を余儀なくされているという現状がある。私も、この少女の言葉が世の人々の感動をさそい、腎移植に対する理解が深まって死体腎の提供が増加することを願う気持ちは、泌尿器科医とまったく同じである。

しかし視点を変えて見ると、この少女はすでに自己の身体の内部に存在する移植腎をいまだ自己ならざるものとして、あたかも外部の他者（のもの）であるかのごとく認知しているといえる。「お母さんの腎臓が働いてくれている」という少女の認知がもしいつまでも続けば、彼女は移植腎を自己の身体像に統合することができないままでいることになる。その後しばらくの間、彼女は尿量に過度にこだわり、たえず尿量を克明にノートにつけ（泌尿器科医が求める以上に）、他の患者の尿量と比較し、医師や看護師にこれでよいかどうかしばしば尋ねた。そして腹部にたえず手をふれていた。身体医学的には拒絶反応はほとんど起こらず、経過が順調であったにもかかわらず、移植腎とその機能に関する彼女の過度の関心、強迫化ともいえるとらわれは三カ月近く続いた。その後そういうとらわれが消失するころには、彼女は「お母さんの腎臓」とはいわなくなり、腹部に手をふれることも少なくなった。移植腎が少女の身体像に統合され、あの不分明ではあるが親密な「私の」というアイデンティティを獲得したゆえであろう。ここに至るまでの少女の移植腎に対する過度の関心ととらわれは、外部からの異物である移植腎が彼女自身の身体の一部として内部化してゆく過程での、通らなければならぬ一段階であったと思われる。

そして彼女のこういうとらわれは、たとえば「心臓発作」を恐れる心身症者の心臓とその機能への過度の関心ととらわれ、胃腸症状を訴える心身症者の胃腸の機能や腹部へのとらわれときわめてよく似ている。私はこの観察から類推して、心身症者においては病む身体（部位）が自己のものでありながら非自己化しつつある、内部のものでありながら外部対象化しつつあると考えるようになったのである。

この少女と腎提供者である母親との情緒的関係は必ずしも円滑ではなかった。そのことが移植腎の心理的統合過程を長びかせた一因かもしれない。この少女はいったんは移植腎の統合に成功したかに見えたが、その後身体的拒絶反応を起こし、再び透析を受けることになった。われわれはその時点での少女の反応を心配したが、彼女はむしろほっとしたかのごとく、意外なほどに平静であった。

テデスコ(16)によると、腎移植において、被提供者《レシピエント》の腎提供者《ドナー》に対する情緒的態度が移植の成否に大きな役割を果たすという。われわれはまだ腎移植にかかわるようになって日が浅いので、明白にそうだといいうるような例を経験していないが、十分ありうることと考えられる。レシピエントがドナーに対して心理的に「ノー」といっていると、移植腎もレシピエントから「ノー」といわれるのであろう。

ヴィルダーマン(17)は次のような例を報告している。ある黒人男性は死体腎からの移植に抵抗と躊躇を示していたが、ついに同意して移植を受けた。その後彼は移植腎が白人女性からのものだとの空想を発展させパニックに陥った。白人から拒絶されたように、移植腎からも拒絶されると予期したのだという。彼は、移植腎が黒人女性からのものだということを知らされてほっとしたという。

神経性食思不振症者が自己の身体を自分を迫害する「悪しき母親」と同一視し、その身体を虐待することが思い起こされる。

被移植者《レシピエント》が移植腎に対してとる態度の例をもう二、三示す。

ある女性のレシピエントは死体腎の移植を受けたのち、腹部を押さえながら「（移植腎が）ここにぽかっとあるなと感じる。重みを感じる」と述べ、「まだ自分の腎臓という感じはしない。高性能の機械が入っているという感じ」と述べたが、しばらくして、「高性能の機械というより赤ちゃんみたい。かわいい感じ、頑張ってねと声をかけたい感じ。しかし自分の赤ちゃんというより他人の赤ちゃんを預けられたみたい。いつ裏切られるかわからない、いつ泣き出すかわからない」と語る。またある中年男性のレシピエントは「移植腎のところに重みを感じる。そこに注意が集中する。（移植腎は）自分のものとも他人のものとも違う。大切なお客様という感じ」という。

これらのレシピエントにとって、移植腎はすでに自己の身体の内部にあって自己の生理的機能を果たしているという意味において内部対象であるが、いまだ外部から与えられた異物としてなかば外部対象のごとく体験されている。それは「高性能の機械」であったり、「自分の赤ちゃんというより他人の赤ちゃん」のようであったり、「自分のものとも他人のものとも違う」「大切なお客様」と体験される。そしてそこに「注意が集中」し、「いつ裏切られるかわからない」不安がともなう。こういう態度は、心身症者がおのれの病む身体（部位）に対してとっている態度と共通している。心臓にたえず注意を集中し、いつ発作が起きるかと怯えている心身症者をもう一度思い浮かべていただきたい。こういう態度は、自己と非自己の中間にあって内部対象でありながら外部対象でもある身体部位に対して人がとる態度なのであろう。

五　「ふれる」ことをめぐって

心身症者は病める身体部位にしばしば手をふれる。心臓のあたりにしばしば手をやったり、おなかをたえず両手で包むように押さえたりする。医師のまえでも病める身体（部位）に再三ふれながら語り、医師にもそこにふれることを求めるかのごとき態度をとる。心身症的でない器質的疾患の患者も痛む部位を押さえたりするが（苦痛のあるところにふれたくなるのは意味深いことであるが）、心身症者が身体にふれるのは単に苦痛のためばかりでなく、あたかもその病める身体（部位）を愛撫するかのごとき感じがあると思う。一臨床医の印象にすぎないが、おそらく心身症的でない器質疾患患者よりも、心身症者の方が身体にふれることが多いのではなかろうか。

心身症者が自己の身体にふれることの意味をめぐって考えてみる。

ふれるときにはふれられる対象が存在するわけで、ふれられる身体（部位）は自己の一部でありながら、同時に対象として存在している。

人はどういうときに対象にふれたくなるであろうか。人が対象にふれるのは、その対象が物理的にある程度近く、心理的にある程度親密なときである。しかしその対象のすべてが熟知され親密なものになりきっている場合はもはやあえてふれる必要はない。対象のなかにいくばくかの未知の部分、推測によって補われなければならぬ部分があるとき、人はその対象にふれたくなる。ふれることはそのいくばくかの未知を埋め、対象をすっかり慣れ親《ファミリアー》しんだものにしようとする営みである。

心身症者にとって病める身体(部位)は、自己でありながら自己の内部から外部へと突出しつつあるもの、内部世界の暖かい不分明から外部世界の截然たる対象へ、ファミリアーなものからノンファミリアーなものへと変化しつつあるものであり、しかも依然として自己の内にあり、自己に近く、ある程度の親密さのなかにとどまっているものである。まさに人がふれたくなるものである。彼らは病める身体（部位）にふれることによって、その身体（部位）が自己にとっての異物、未知なるものに変わりつつあるのを、いま一度既知のものとし、自己のうちに取り戻そうとするのであろう。ふれることによって、外部対象化しようとする身体（部位）に、あの「私の」という親密な感覚を回復しようとするのであろう。

本来、ふれることは身体との交流であり、快感の源泉である身体の受容である。ふれることによって、異化しつつあった身体は再び自己に受容される。

心身症者の身体像は視覚的なものより触覚的なものが優位になっていると考えられる。触覚的身体像は、赤ん坊が視覚を発達させる以前の、そして自己を一個の対象として対象視する以前の、母親との自他未分化なふれあいのなかにその萌芽をもつであろう。ふれることはその触覚的身体像の確認であり強化であって、身体像の部分的欠損を修復し歪曲を是正する営みである。

ふれることはつねにふれあうことである。

哲学者坂部恵[18]は、「見る」「聞く」「嗅ぐ」「味わう」といった五感をあらわす言葉を「ふれる」あるいは

「さわる」と比較して興味深い考察を行っている。

「ふれる、あるいはさわる以外の五感をあらわすことばは、いずれも対象を示す助詞として「を」をとる。たとえば「色を見る」「音を聞く」「臭いを嗅ぐ」「甘さを味わう」といったような具合である。このことは、これら四つの感覚においては、いわば見るものと見られるもの、聞くものと聞かれるものといったぐあいに、主－客、主観－客観、主体－客体の別がはっきりしていることを意味する事実とみることができるだろう。これに対して容易にわかるように、ふれるということばだけがすくなくとも今日の通常の用法においては「を」をとらない。机をふれるとはけっしていわないで、机にふれるというのが普通である。さわるについても同じように、何々にさわるというのが普通だろう。この事実は見るものと見られるもの、聞くものと聞かれるものといったような主体と客体がはっきりと分離されている他の四つの感覚に対して、ふれることだけが、ふれるものとふれられるものとの相互嵌入、転移、交叉、ふれ合いといったような力動的な場における生起といった構造をもっていることを示すものと見ることができるだろう。」

さらに坂部[19]は、五感をあらわすそれぞれの言葉と「分ける」という言葉の結びつきに注目し、「見分ける」「聞き分ける」「嗅ぎ分ける」はまれでなく使われ、また「味わい分ける」という表現はあまり聞きなれないが事態的に可能と考えられるが、「ふれる」という言葉は「分ける」という言葉と通常結びつかず、「ふれ分ける」という表現はまず成立しないという。つまり「ふれるという経験の含む相互嵌入の関係が、一定の分けることを前提としない、むしろ分ける以前の経験を示すものとみることができるだろう」というのである。

つまり、ふれることは、異化され分けられつつあるものを、ふれることによって同化しようとする試みなのである。腎臓移植を受けた被移植者は、移植腎の植えられた腹部にふれることによって、異物であった移植腎をしだいに自己のものとしてゆく。心身症者は病める身体にふれることによって、おのれの内部から外部へと異化してきた身体部位をいま一度自己の身体として回復しようとする。

六　心身医学——統合の試み

ここで少しメタファーの翼を広げてみたい。

心身症そのものが身体医学の王国においては異なる存在として、その辺縁へと疎外され押し出されてくる。身体医学のなかでは、心身症は説明のつきかねる、何かうさんくさい存在とみなされる。心身症は、病気を検査値のマトリックスとして見る身体医学の疾病観におさまりきらなくて、むしろそういう疾病観に根底から疑問を提出するものであり、身体医学の秩序の破壊者である。心身医学は、身体医学の辺縁に押し出されてきた心身症にいま一度関心を向け、彼らの身体にふれ、心にふれようとする。身体医学がおのれのうちから異なるものとして拒否し締め出してきたものにふれることによって、あらためてそれを全体医学のうちに統合しようとする。身体医学のなかから心身医学という学問と実践が生まれてきたこと自体、身体医学の王国がいまだ完全に破綻をきたしたわけではないこと、いまだ復元力、再統合能力をもっていることを示している。

現今、心身医学という言葉は二つの意味で用いられている。一つは、心身症つまり本来身体疾患であるがその診断や治療に心理的因子についての配慮がとくに重要な疾患、たとえば心因性の要素の大きい喘息とか潰瘍とか過敏性大腸とかを扱う医学を心身医学というとする立場である。つまり心身医学とはあくまで医学のなかの一つの科であって、心身症という特別な疾患群を対象とする科、すなわち心療内科であるという考え方である。いま一つは、「正しい意味の心理学を医学にとり入れる」ことによって医学全体を再編成しようとするのが心身医学であるとする立場である。この立場に立てば、心身医学とはある方法論ないし態度であって、すべての科に必要なものということになり、あらゆる疾患が広義には心身症であると考えられる。現在この二つの意味がしばしば明確に区別されずに用いられて混乱を生じているが、そこには心身医学が当面している問題とその変遷、心身医学の発展過程が端的に反映されていると思われる。

一方で、心身医学は他科とは異なるおのれのアイデンティティを確立しようと努力している。心身医学の第一期ともいうべき時期には、身体各科からよりもむしろ精神科からの発言が多かったようである。かつては心身症を神経症モデルから説明しようとする試みがしきりになされたが、昨今ではこういう試みはほとんど見られない。それでも欧米では精神科医がまだ数多く参加し、リーダーシップをとっているようだが、わが国の心身医学の学会においては精神科医の参加はむしろ減少しつつあるように見える。これは一つにはわが国の精神医学が依然として精神病学中心である上に、力動的立場に立つ精神科医の数が少なく、心身症に関心を示す精神科医が少ないことにもよるが、心身医学の方でもことさら精神医学との相違を際立たせるべく努力しているようにも見える。また、身体各科との間でも心身医学の独自性を主張し、対象に関しても方法に関しても独自のアイデンティティを確立すべく努めているように見える。私には心身医学がおのれの独自性を主張するのにいささか性急すぎて，そのため精神医学との有機的関連を犠牲にしているように思えることさえある。そのために心身医学に本来必須であるべき「心理学的に考える能力」psychologically mindedness が乏しくなる恐れすらあると思う。しかし若い学問がおのれを一つの専門領域として確立すべく苦闘する創成期においては，多少尖鋭な（？）独自性の主張もやむをえぬことかもしれない。われわれはそういう創成期に立会っているのであろう。

他方，心身医学は全体医学，総合医学を目指し，従来の医学のあり方にインパクトを与えてその再編成を目指すことを揚言している。しかしこの目的が達成されたあかつきには，狭義の心身症を扱う心療内科なるものはもはや不必要になるべきはずのものであろうから，心身医学の二つの意味には本来矛盾がある。

この点に関して，心身医学を志す医師の間にも立場の相違が見られるようだ。

石川[20]は，「もし医学が理想的な医学になった場合には，もはや心身医学というようなことばはいらないということになる。これも一つの考え方である。しかしながらすべての医学が心身医学的になるというのは非常に遠い将来のことである。当面，心理面からの研究と診療が特別に重要であるという，そういう一部の心身症というものを治療する医学が必要であるという考えももっともである。したがって過渡的な形としては，医学全体を心身医学的に建て直す——すべての医師や看護師を心身医学的な考え方をするように教育するそういう面と，一方で医学の中に，あるいは医学部の中や病院の中に，一部の心身症を専門的に診療する心身医学に関係した講座や診療科を作るということと，両方行なわなくてはならないと考える」

と述べている。

身体医学の王国から異物視されてその辺縁へと押し出されてきた心身症患者を、身体医学の辺縁にとどまりつつ診療しようとするのが狭義の心身医学、つまり心療内科であろう。その実践のなかで、身体と心のふれあいの重要性が再確認される。そしてそれに基づいて得られた方法論でもってあらためて身体医学の王国に進出し、身体医学を拡大し、深化し、再統合し、真の意味の全体医学、総合医学たらしめようとするものが広義の心身医学であろう。このように見ると、心身医学の一見矛盾するかに見える二つの意味が統一的に理解しうると思う。

心身症者は自己の一部に「否《ノー》」ということによって身体の一部を異物（外部対象）化し、それを病める身体（部位）として自己から締め出し、症状をつくり出す。その心身症者は心と身体のふれあいを回復することによって、異物化していた自己の身体の一部を再び自己の身体として統合し、「否《ノー》」といわれていた自己の一部を取り戻して人格の広がりを達成する。

心身医学は、身体医学が「否《ノー》」という対象にかかわって、心と身体のふれあいを可能にすることによってその対象を再び身体医学のなかに再統合させ、ひいては身体医学そのものの広がりを達成して全体医学を確立する。心身医学はその対象たる心身症者の自己の再統合を援助することによって、医学全体の再統合に寄与しうるのである。

文献

（1）日本精神身体医学会（一九七〇）「心身症の治療指針」『精神身体医学』第一〇巻、三五頁－四三頁
（2）石川中（一九七六）「心身医学のアイデンティティ」『季刊精神療法』第二巻第三号、二二二－二三〇頁
（3）ジルボーグ・G（一九四一）『医学的心理学史』（神谷美恵子訳（一九七三）みすず書房）
（4）石川中（一九七七）『心身症の話』一九頁、誠信書房
（5）石川中「心身医学のアイデンティティ」前掲論文
（6）石川中「心身医学のアイデンティティ」前掲論文
（7）石川中「心身医学のアイデンティティ」前掲論文
（8）石川中「心身医学のアイデンティティ」前掲論文
（9）石川中「心身医学のアイデンティティ」前掲論文
（10）Susan Sontag（1982）Illness as Metaphor, Farrer Staus and Giroux.（富山太佳夫訳（二〇一二）『隠喩としての病い／エイズとその隠喩』二〇頁－二一頁、みすず書房）
（11）小林登（一九八〇）『〈私〉のトポグラフィー——自己・非自己の免疫学』一一九頁、朝日出版社
（12）小林登、同書、一一〇頁
（13）市川浩（一九七五）『精神と身体』八〇頁、勁草書房
（14）Selvini, P.（1965）Interpretation of mental anorexia. In（Meyer J. E. and Feldmann H.）Anorexia Nervosa. Thieme.
（15）尾崎紀夫・成田善弘（一九八六）「腎移植をめぐる精神医学的諸問題」『精神医学』第二八巻、六七一頁－六七七頁
（16）Tedesco, P. C.（1981）Psychological implications of change in body image. In（Norman B. Levy）Psychonephrology I. Psychological Factors in Hemodialysis and Transplantation. 219-225.
（17）Vilderman, M.（1974）The search for meaning in renal transplantation. Psychiatry, 37; 283-290.

(18) 坂部恵（一九八三）『「ふれる」ことの哲学―人称的世界とその根底』二八頁―二九頁、岩波書店
(19) 坂部恵、同書、二九頁―三一頁
(20) 石川中（一九七七）『心身症の話』一二頁―一三頁、誠信書房

第三章　心身症の臨床

一　症例の検討

心身症の臨床で遭遇するいくつかの問題について述べるにあたって、まず私自身が治療にあたった心身症の一例を提示し、その臨床的特徴や治療経過のなかに現われるその病理や精神力動を検討する。一例報告ではあるが、精神科に受診する心身症者に共通する問題をいくつか含んでいると思う。また面接場面での治療者の介入もできるだけ具体的に記載したので、「第四章　心身症の精神療法」と合わせて読んでいただくと、心身症者に対する私の接近の仕方を読みとっていただけると思う。ただしこの治療経過は理想的にうまくいった例というわけではない。振り返ってみて、治療者としてもうすこし別の応答があったのではないかと思うところもいくつかある。そのあたりも検討したい（なお本症例を報告するにあたっては患者さん御自身の了解を得たが、匿名性の保持には十分留意し、精神病理や精神力動の本質を損わぬ範囲で、社会的背景その他の事実に一部変更を加えたことをお断りする)。

(一) 症例とその治療経過

患者は二二歳の男性、仮にKとする。

腹部の痛みを主訴として、消化器内科から紹介されて精神科を受診した。紹介状には「腹部不定愁訴があるが、胃カメラ、コログラフィー(大腸に造影剤を注入して行なうレントゲン検査)等精査しても、胃炎以外の所見を認めない。蕁麻疹がしばしば出現する。心身症と思われるので貴科での治療をお願いする」とある。K自身の精神科受診に対する気持ちを問うと、「内科の先生に心身症といわれ、精神に異常をきたしたかと不安になったが、心身症のことを本で読み納得して来ました」と微笑を含みながらいう。仕事着を着ている。

病歴を問うと、Kは、おおむね次のように語る。高校卒業後家業の紡績機械店で父親とともに働きつつ定時制大学に進学し、仕事と学業で多忙ではあったが充実した生活を送っていた。四年前の春大学卒業後しだいに身体の調子が悪くなり、食欲が低下し、左脇腹が時おりキューッと痛むようになった。一年半ほどまえから症状がひどくなってきたので、消化器内科を受診し精査を受け、胃炎と診断されて薬をもらい、いったん軽快。しかしその後三カ月ほどしてゲップが出るようになった。再び胃カメラ検査を受けやはり胃炎といわれたが、検査のあと胃がひねられるような感じがして食欲が低下し、体重が五八キロから五四キロに減少した。それ以後内科に通院しているが、こういう症状が八カ月近くも続き、時々蕁麻疹も出るようになった。胃カメラでも見落しがあったのではないか、現代医学ではわからない病気ではないか、一生治らないのではないかと不安である、と。

一通りの身体的診察をすると、血圧一五〇－九六とやや高く、呼吸は胸式呼吸で、臥位で腹部を触診すると圧痛は認められないが、腹壁筋の緊張が高い。そのことを指摘するも、Kは自分では力を抜いているつもりという。腹壁筋の緊張を解き腹式呼吸にするよう指導する。その上で「卒業という生活のなかの大きな出来事をきっかけに発症していること、心身の緊張の高そうなことから心身症の可能性が高い」と告げ、診断確定と治療のため週に一回の通院を勧めた。薬物についてはさしあたり内科で処方されていた胃腸薬と精神安定剤を引き続き投薬し、今後経過を見ながら考えてゆくこととした。以後の治療経過を四期に分けて述べる。

〈第Ⅰ期〉

二回目の面接

一般外来での面接。Kは腹部に手を当てながら「胃が重い」などとひとしきり身体症状を訴えたあと、「一人息子だから将来家業を背負わねばならない。店は機関車のようなもの、石炭、ボイラー、車輪、どれ一つ欠けてもいけない。自分という歯車が抜けると動きを阻害するから抜けられない」という。治療者には、店という機関車のなかのKという歯車が病んでいるように、Kという機関車のなかの胃という歯車が病んでいるように思われた。

三回目

Kはやはり胃のあたりに手をふれながら、「胃の存在を感じる。胃カメラのんだとき医師に腹を押さえられたら、かえってそこが苦しくなった。心のなかでは癌じゃないか、死神が迎えに来るのではないかと不安だが、表面は平静にしている。自立してやってゆく上で他人に頼っては絶対にいけない。父も全部一人でやってきた」という。治療者はとくに口をはさまずKの話を聞くにとどめ、面接の終りに腹部の触診をし、腹式呼吸と筋弛緩の指導をした。

四回目

Kは「こちらに紹介されてから胃の具合が悪くなる一方。夢にも胃の夢を見る。夢のなかで、いらいらが爆発して自分が他人《ひと》を刺す。逃げ回ったが結局刑務所に入れられる。医者にもゆけないからどうしようと思う。一つ間違えばこの夢は現実になる。内心は気が狂いそう」という。治療者が「今まで感情を表現してこなかったのですね？」と問うと、Kは「いらいらしても人間には当らず犬に当った。思うようにならない自分に腹が立つ。暴走族なんかに自分の病気をうつしてやりたい」という。さらに「胃がちぎれるのではないか。胃が爆発するのではないか。腹のなかをナイフで切って見てみたい」と訴える。

治療者にはKが自分のなかの激しい怒りを恐れているように感じられた。しかしKの表情は言葉とは裏腹にむしろ微笑を含んでいた。感情の切り離しがなされ、その切り離され閉じこめられた怒りがあたかも胃に凝集しているように思われた。そこで治療者は、「今まで心のなかの感情を表現してこなかったことが身体の症状を惹き起こしているのかもしれません。人生の出来事、感情、症状の変遷などについていろいろ話してもらい、それらをつき合わせてどこに問題があるか考えてゆく精神療法が必要と思う。あなたにそのつもりがあれば引き受けます」と告げた。

五回目

Kはやはり胃のあたりを押さえて入室し、「この苦しい症状をどうやって治すのか！」と治療者を責めるようにいう。再び精神療法への導入を行うとKも同意したので、次回から対面法による週一回、五〇分の面接を約束した。

（第Ⅱ期）

六回目

「もう少し詳しい病歴を」と問うと、Kは、昨年なかごろにそれまで交際していた女性と別れてから体調が悪くなったという。しかしすぐに話題を変え、「とにかく早く世間に認められたいと仕事一途にやってきた。病気だといって休んでいられない」という。また「二年ほどまえ、太っているのがいやで減食と運動で七〇キロから五八キロまで減量した。身長が一六八センチしかないので、背の高い人を見るとものすごく意識する」と語る。

異性との関係が発症に関係していることにKが気づきつつ、まだそこを直視するのを避けていることが窺われた。また身体をコントロールしようとする傾向も認められた。治療者はかなり背の高い方なので、

Kが治療者への陰性感情を暗に表現しているのかとも思ったが、とくにとり上げなかった。

七回目

Kが身体症状をいろいろ訴え、死の不安を語りながら常に微笑を含んでいるので、治療者がそのことを指摘すると、Kは「あきらめて笑っている」という。休養を勧めるも、Kは同意しない。

八回目

「胃と腸がギーギーいう。泣けたら泣きたい気持ち」というので、「今まで泣いたことがなかったのですか?」と問うと、「自分は我慢強い。ほかの人ならとっくに音をあげている。このままでは生きた屍」と語り、ついで「数年前それまで寝たきりの祖母が死亡。祖母は医者にみてもらっていなかった。ぼくはみてもらっているのに、このままでは死ぬのではないか。先生に不信感を抱いているわけではないが……これだけひどくなると。以前父が甲状腺の病気を誤診された。母もぼくを生んだあと出血がひどくて、一年間身体がしびれたままだった」と、暗に治療者への不信を語る。治療者は「今までのことを考えると、あなたが医師不信に陥るのも無理がありませんね」と応じるにとどめた。

九回目

「胃腸がなかから外へ押し出されるような感じ、内臓の内側からさわられているような感じ。いても立ってもおられない。だんだん悪くなる。原因がわからないのが不安。先生が具体的な形の治療をしてくれない」と、前回より一層直接的に治療者への不信を表明する。

ここでは治療者への不信を直接とりあげるのではなく、ストレス→自律神経系の混乱→器官の症状→不安↓それがまたストレスとなる、といった心身症についての簡単な疾病モデルを提示し、何がどのようにストレスになっているかについて患者の生活状況や体験を聞く必要があることを説明した。

一〇回目

前回の説明のゆえか、Kの状態は多少安定した。「自分は中間がいや、黒白つけたい」というので、「病気についても黒白つけたいのですね?」と問うと、「心身症という診断では漠然としている。もっとはっきりした病名がほしい」という。

一一回目

Kは、父親が一〇年まえに甲状腺の病気でやせたことを語ったあと、「ぼくも二年まえに一〇キロ以上やせた。過激な運動、カロリー制限、しめ切った部屋で汗を出すことの三つを三週間やって、三日に一・五キロのペースで減量した。そのまえには、今まで幼稚な服を着ていたと思って、一年間、月に五万円ずつ合計六〇万円服を買った。やりだしたら徹底的にやる。そのころ早く大人になりたかった」と語る。「大人って?」と問うと、「真面目、丸味がある、全方位社交的な、すべてにおいて人当りのよい人間。仕事もできる。見合いの話も僕の評判がよいのでもってきてくれた。しかし今は病気になって弱い自分を見せてしまった。本当に強い人間ならこんな病気にかからないと思う」という。

一二回目

「父はサラリーマンから転じて一代で今の店を築いた。母は学がある。両親に頭が上らない。ぼくは出来の悪い息子。しかし学校を休んだことは一回もない。骨折したときも休まなかった。今休んでは仕事が駄目になる」といい、さらに「仕事では気をつかって客に頭を下げ、自分を殺している。でもこの形は変えられません。もっと仕事をしなくては。逆療法です！」という。治療者もつい「今のままでは治るのが不思議なくらいですね」と応じる。

一三回目

Kは今まで服用した薬についてあれこれ苦情をいう。治療者が「何か不満みたいですね」と口をはさむと、Kは「医者不信！　本当は日本中の名医を回りたいが、医者めぐりはよくないと本に書いてあるから我慢している。心身症になったこと自体が不満。せっかくこれまで自分の人生をつくってきたのに」という。医師に対する不満を語っているうちに、Kはむしろ生き生きしてくるように見えた。父親に頭の上らないKが、かわりに治療者を攻撃しているようにも感じられた。

一四回目

Kは「このまえの面接のあと、日ましに悪くなった。本当に精神科の病気になってしまった。でも仕事をしているから精神病ではない」という。前回の面接で攻撃的な感情が露呈したことを精神病になることとしてKが恐れているように思われたので、精神病でないことを保証するとともに、「感情をあらわすと不安になるようですね」と指摘すると、Kは「感情はいやです。本音というものは怪物なんです！　いいたいことをいうといけないんです。相手に嫌悪感を与えてしまうんです」という。

一五回目

Kは「一昨日、車を運転中にオートバイにぶつけて加害者になってしまった」と報告し、さらに「休みたいが世間が許さない。病気という形で後退を余儀なくされるのが悔しい」という。攻撃的な感情が高まり、交通事故という形でアクト・アウトされたと考えられた。治療者は心身の休養を勧めるとともに、面接の終りに臥位での腹部の診察を再び行った。これはKを多少とも安心させるようであった。

一六回目

Kは「何をするにもストレスはあるのだから、ストレスに打ち勝つ自分をつくらないといけない」といいつつも、「事故にあって、あせっても角にぶつかるだけだと思うようになった」という。「今まであせってやりすぎていたようですね」と指摘すると、Kは「今まで父のいうなりに生きてきた。親に踊らされていた。表ばかりで裏を押し殺してきた」と、はじめて今までの生き方を批判的に振り返る。

一七回目

Kが「頭が重い、胃の調子も悪い、ゆううつ」というので、治療者が「ゆううつなんですね」と繰り返すと、Kは「いやゆううつじゃないですよ！　元気ですよ！　身体は動きますよ、精神的に変なゆううつではない」と強く否定する。そのあとも仕事を頑張る話に終始するので、「前回今までの自分を見直し始めていましたが、また逆戻りしましたね。自分の見直しは辛い仕事のようですね」というと、Kは「ぼくの性格は絶対変わりません」と強く反発する。そして面接の終りに「来週は事故処理のために来られない」という。

一八回目（二週間後）

Kは着席するとすぐに「先週来られないことはなかったが、四カ月もかかっているのにただ悪くなるだけだから、医者不信。建物が陥没しかかっているのにそれを放っておいて原因究明などしておられない。

まず身体を元の状態に戻してもらいたい。何か特効薬はないのか？　病気を押さえて生活していること自体がストレスで、気持ちが落ち込む」という。治療者は「私に提供できるのはあなたの話を聴き、あなたのなかで、あるいはあなたと周囲の人たちとのあいだで起こっていることを明らかにしてゆくこと。それが治療につながると思う」と説明し、そういう治療を続けるかどうかは患者が選択することであり、別の治療をする医師に転医してもさしつかえないし、その後またこちらに来てもよいと告げた。患者の不信、攻撃にさらされて、治療者の方も緊張していた。そのためKの感情表出を肯定的に評価する余裕がなかった。Kは「先生のやり方も理屈ではわかる」と述べて治療中断までは望まず、結局今後面接を二週に一回にして続けることに合意した。

（第Ⅲ期）

一九回目（二週間後）

Kは一五分遅刻。入室するとすぐ血圧を計ってほしいと求める。臥位で血圧を測定し、腹部を触診する。その後坐位の対面法の面接に入ると、Kは「舵をなくしたヨットみたい。先がわからない」という。Kの心細い気持ちと依存心が感じられたので、今後毎回血圧を測定し腹部の診察を行うことを提案した。Kは「また毎週来てみます」という。この回以後面接のはじめ五分程度を血圧測定、腹部の触診、筋弛緩の指導にあてることとした。

二〇回目（この回以後再び毎週来院）

Kは「心身症の本を読んで一応納得した」という。治療者が「その知識があなたの役に立ちましたか?」と問うと、Kは「役に立ちません。よくならない」と答える。本の内容をめぐってもっと話し合うべきであった。それが知性化防衛であるにせよ、この時点ではむしろ知性化を是認すべきであった。

Kは「親を越えないまでも同等にならないといけない。しかし今は仕事がしたくない」という。治療者が「したくないという気持ちが言葉でいえたのははじめてですね」というと、Kは「はじめてですか……今まで耐えて表面に出さないでいた」という。治療者が「ここでも苦しいはずなのにニコニコしていましたね」と指摘すると、Kは「人に弱みを見せたくない。さらけ出したくない。常に建前で生きてきて、気がついたら自分が自分でなくなっていた」と内省的に語る。

二一回目

母親がKの先に立って面接室に入って来たので、合同面接となる。母親は「病気が長いが、どういうふうか?」と問い、Kは「病状を母に理解してもらいたいのでいっしょに来ました」という。母親が息子の病気について不安を感じると同時に、息子が少しずつ変化しつつあることにも不安を感じたのか、と治療者は思ったが、とくにその点にはふれず、心身症について一般的な説明をし、現時点での休養の必要性を強調した。

母親によると、Kを出産後母親の体調が悪く、生後三カ月間Kを実家に預けたという。そのころ店を始めたばかりで多忙で、子どもにかまっておられなかった。Kは初歩行が一八カ月とやや遅く、幼稚園にもゆきたがらなかった。小学入学後は親のいうことをよくきくよい子で、順調にきた。若者らしい脱線のない子でした、という。

二二回目

Kはひとしきり身体症状を訴えたあと、「ぼくの人生には張りがない。「いい子、いい子」だった。親の望んだ学校に行き、親のきめた仕事をし、親の勧める相手と結婚すればよいと……人生決められたようで」と語るが、すぐ「親の気持ちに子どもが合わせるのはある程度は当然」という。治療者が「ある程度はね」と介入すると、Kは「……いろいろ頭に浮かぶ……口に出せない……頭が痛くなる……気持ちが遮断されているようで……」という。Kが自己主張しようとすると感情が遮断され身体症状化するのが目の当たりに観察された。ついでKは「数日まえに寝ていて金縛りにあった。そうしたら二年まえにぽっくり死んだ叔父のことを思い出した。五年まえに祖母が死んだ。自分も生きているのが辛い……睡眠薬で死のうか」と希死念慮をいう。身体症状への不安が死を連想させたのであろうが、もう一つ深いレベルでは、自己主張が親からの分離個体化と見捨てられにつながって、個としての自己の死を連想させたのであろう。

二三回目

Kは「このごろ蕁麻疹がひどくなった」という。蕁麻疹は一二歳、一三歳のころ（第二の分離個体化期にあたる）にもよく出たというので、そのころのことを問うと、Kは「そのころはどうでもよい。現状が問題」と、再び「胃腸が駆けずり回るような不快感」などの訴えに戻る。治療者が「前回自分の気持ちを見つめたあと、今回は身体のことばかり。こういうことはまえにもありましたね」と直面化すると、Kは「うーん、知ってます」と答え、「実は昨年気に入った女性を親の反対であきらめた。関係ないと思っていたがこれが身体に影響している。未練があります。こんなことは他人《ひと》にいいたくなかった。情けない」と述べる。「自然な気持ちのようだがなぜ情けないのか」と治療者が問うと、Kは「男の風上にも置けない」と答える。

二四回目

面接前の血圧測定で一七六－一一〇と高かったので、「今日はちょっと高いですね」というと、Kは「だるくなってきた……近所に高血圧で倒れた人がいる」といいつつ、足で机を小さく蹴ったり、そわそわした様子を示す。治療者が「何かそわそわしていますね」と指摘すると、Kは「理屈はわかる、休養をとりなさい、生き方を変えろと。しかし休んでおられない。一体どうしたらいいのか！」という。治療者が「疲労感などの身体の感覚、自分の気持ちが自然に出てくることがまず大切でしょう」と述べると、Kは「いらいらしても外には出さない」という。さらに「昨年女性と交際していたときが自分のはじめての青春だった。親が「反対だが、おまえがぜひというなら仕方ない」という。そういわれると自己主張できない。ぼくの意志はあってないようなもの」という。

二五回目

Kは「身体がだるくなると一層はげしい運動をしている。いったん寝込むともう起きられなくなるのではないかと不安」と。

二六回目

Kは「この病気になるまでカロリー、ビタミンなど全部計算して食べていた。体重もコントロールしていた。胃に強制していた。このごろは好きなものを好きなだけ食べるようにしている」と語る。さらに「休養のつもりで旅行にゆきたいが、先生の意見は?」と、治療者の指示を受けようとするかのごとくいう。Kのなかに受動的、受容的な態度が生まれつつあるように思われた。

二七回目

Kは「蕁麻疹がひどい。目もかすむ。症状がいっぱい出てきた。オーバーヒートしたエンジンみたい。心身ともに疲れた」という。治療者が「疲れが感じられるようになったのはよいこと」と応じると、Kは反発するように「悔しい。俺はもっとできる人間のはず。休むのは身体の虫が許さない」という。さらに「気持ちのやり場がない。人に相談できない」というので、治療者が「今まで気持ちを打ち明けたことがないのですね」と問うと、Kは「打ち明けずにやってきた」と答え、ついで「自分は何のために生きているのか、これでは父母の玩具ではないか。毎年一回両親に指輪を贈っている。父母が他界するときに、いい子だったと思わせたい。真意なのか見せかけなのか自分でもわからない」と語る。そして面接の終りに「恋がしたい。純愛小説のような」という。

Kの両親への批判、敵意が意識化されかかっている、そしてそれは一人の男性として異性と関係をもつことへとつながっている、と治療者には思われた。

二八回目

Kは「近々、妹のように思っている従妹と旅行するつもり。すりへった心を慰めてもらうつもり」という。そして「今まで我慢し、抑制して、突っ走ってきた。大学はトップで卒業。どうだ、俺の実力を思い知ったかと、すべてに勝った気持ちになった。とにかく他人から「すごいな」と見られたい。無理でもそうしたかった」と、今までの自分を多少とも内省的に振り返る。

二九回目

Kは「体がだるいとバッティングセンターに行く。ぼくはもろくなった高潮防波堤のようなもの。高波が来ると怖いからとしきりにコンクリートを詰めている」という。治療者が、波－海－感情－無意識といった連想を抱きながら、「波はいつもくい止めなければならないとは限らないのでは」と応じると、Kは「ぼくは海が好き、山が好き」と語り出す。

さらに「大人になるという意味をはき違えていた」などと自分についていろいろ語り始める。治療者が「自分で分析していますね」というと、「自己分析は得意」と答えるので、「また聞かせてほしい」と応じる。するとKは「このごろ面接に来るのが楽しみになりました」という。

この回あたりからKの姿勢もリラックスしてきた。Kは今まで入室しても面接室の扉を閉めないので治療者が閉めていたが、この回以後K自身が閉めるようになる。のちにこのことをKに問うと、「冷房が入ったから」との答であったが、必ずしもそれだけではあるまい。面接室で治療者と二人きりになることを脅威と感じるKの気持ちが消失したこと、面接室がKの内界を保持する、内界と外界の中間の領域になりつつあることを示すものであろう。

三〇回目

Kは「従妹と旅行したが、彼女には自分の苦しいことはいえなかった。男だから甘えていられない」という。

三一回目

Kは「今度見合いの話が来た。自分が大人としてやってゆけるか、体調に自信がない。でも結婚したら責任だけでなく楽しさが生まれるかもしれない」という。治療者が「やすらぎが生まれるとよいですね」というと、Kは急に涙ぐんでうなずく。

三二回目

Kは「見合いの話、ぼくの意見を聞くといっておきながら、おやじが中止してしまった。父に腹が立つ」という。しかしやはり微笑しているので、「腹が立つのになぜ微笑しているのですか?」と直面化しかかると、Kは治療者の発言を押さえるように、「ぼくはいつも低く出なくてはいけない。自営業の鉄則です。二〇歳を過ぎて怒りは許されないと押さえている」という。治療者が「何か私の発言を押さえようとしているようですね」と指摘すると、Kは「ぼくと先生の考え方がずれている。ぼくは世間の一般通念で話している」という。治療者が「世間の通念よりもあなた自身の気持ちを見つめることがここでの大事な仕事です。しかもそのためにあなたが料金を支払って(保険診療ではあるが)」と面接の目的を明確化すると、Kは「本音をいえば腹の立つことばかり。しかしせっかくここまで努力して自分をつくってきたからくずしたくない」と、やはり治療者の発言におおいかぶせるようにいう。「やはりあなたが私を押さえるように発言していますね」と再度指摘すると、Kは「自己主張したい! こういうことは客にはしない。有料である以上もとを取りたい」と叫ぶようにいう。治療者が「もっともです」と受けた上で、「自分の本当の気持ちを見つめ認めることと、それをすぐ表に出すこととは別です。あなたは自分の気持ちを認めることとすら避けているように思える」というと、Kは「おやじのやり方は正直いって頭にくる。悔しいがしかし反発できない。情けない。それ以来頭痛がする」と、今度は微笑を含まずにいう。

父親への反発感情の自覚と表出を話題にしながら、Kが治療者に対して自己主張できたところに治療的意味があるであろう。

三三回目（三日後）

Kは「頭がクラクラする」と臨時に来院。前回の感情表出がKの不安を高め身体症状を惹起したものと思われたが、このときはとくに解釈せず、休養を勧めるにとどめた。Kは外来のベッドで少し休んだのち帰宅した。

三四回目（定期面接）

Kは「三日間休んだら少し楽になった。このまえは体中にゴムを巻かれたように苦しかった。見合いのことで……親不信。父への気持ちは……出ません。ぼくの人生はずうっと親のためできている。背けない。親が倒れたりすれば別ですが」と語る。さらに「両親が結婚して六年目、子どもができないとあきらめて商売を始めたばかりのときにぼくが生まれた。そのとき叔母が死亡。母もぼくを生んだあと病気になった。このときからぼくは親の力にならないといけない、人柱になろうと思ってきた。母乳はのまなかった。四、五歳のころまでほとんど木の檻（赤ん坊を保護するためのものであろうが、Kはこういう）のなかにいた。外に出ると危ないので出してもらえなかった。しかし恨んではいない。大昔の話です」と語る。

出生のときの事情がKに罪責感を抱かせていることが窺われた。
さらにKは「今回見合いの話をおやじが断ってしまって、ガックリした。内に秘めた怒りのゆき場所がない。親に人生をきめられて、抜け出そうとしても抜け出せない。心のなかは笑っていないが、顔は笑う。つくりぐせ。こういう顔」と笑顔をつくって見せ、「これが僕の武器」という。
感情のこもった話し方であるが、同時に多少のゆとりとユーモアが感じられた。

三五回目

Kは「ぼくが親に反発すると親が身体の具合を悪くする。でも今度は自分の意志で休みます。これからはディスカバー・マイセルフでゆく」という。治療者が「いいモットーですね」というと、Kは「そうですか」と笑い、「去勢するのでなく、軌道修正してゆく」という。治療者が「去勢?」と訊き返すと、Kは「人の真似をして人当りのよい低く出る性格をつくるのが去勢。しかしこれを変えると……石が割れたらもとに戻らないようなことにならないか」と、自分が変わることへの不安を表明する。
Kは人当りのよい低く出る性格になることを「去勢」と表現している。父のようになりたいという願望の底に去勢不安が潜んでいて、Kはこの不安をあらかじめ防衛すべくみずから「去勢」しているのかもしれない。

(第Ⅳ期)

三六回目

Kは黒い上衣と白いズボン、黒のサングラスをかけて面接室に入ってくる。「ぼくは黒と白が好き。サングラスをかけると他人に対してすこし大きく出られる。今までは仕事着で来ていたが、今日は休みをとって私服で来ました」という。治療者が「私服のあなたが登場したわけですね」と応じると、Kは「ヒーローではないが……自分を誇示したい。「Kちゃん頑張ってるね」といわれたい」と、腕を組んで身体をゆすりつついう。治療者が「威張ってるみたいですね」というと、Kは「おやじは倒れたことがない。その血をひいているから俺は強い、宇宙戦艦ヤマトみたい」というが、すぐに「今の自分はおやじを越えられない……意見は違っても親子ですから」といって、しばらく沈黙する。

面接室のなかでKの内界のドラマがまさに演じられるようになった。

三七回目

Kは次のような夢を絵に書きながら実に生き生きと報告する。「海の上に細い円柱が立っていて、その上に四角の建物がある。なかに自分と友だちが数人いて、そこで喧嘩が起こる。そこへ一方からインド人、もう一方から土人、もう一方から白粉（おしろい）をつけた人喰人種が攻めてくる。内の喧嘩もあるし、外から攻めてくるし、めちゃくちゃ。そのうちに皆侵入してきてなかで乱闘になる。もう駄目だと思った瞬間にもう一方の扉があいて、ぼくひとりで海へ飛び込んだ。そこで目が醒めた。海面に海上ホテルのようなものがあったようだが、はっきりしない」。連想を求めると、「ああ、今までの苦労から解放された、救われたと思った。インド人は胃の具合、土人は頭痛、人喰人種は倦怠感、どうしようもなく八方ふさがり。それらが侵入してきて大混乱のとき、ひらくとも思わなかった扉がひらいた。下手をすればもっと怖いところかもしれないが、ともかく青く澄み切った海に飛び込んだ。目が醒めたら落着いていた。飛び込んだところから新しい道がひらけると思う」と述べる。

治療者は、以前Kが高潮防波堤の比喩を語ったとき、「波（海）はいつもくい止めなくてはならぬとは限らない」といっておいたことを思い出し、Kが海に飛び込んだことを喜ぶ。海はKの無意識の感情世界であろうか。たしかに「下手をすればもっと怖いところかもしれないが」ともかく「新しい道がひらける」だろう。その新しい出発の支えには、「海上ホテル」があるらしい。これは治療のことかしらと治療者は思う。また、細い円柱の上の四角の建物とその内部の争いが、感情世界とのつながりの細い硬い自我と、そのなかの葛藤をあらわしているように思われたので、「円柱は細くて不安定のようですね」と口に出すと、Kは「そう、芥川の蜘蛛の糸のように細い。建物のなかは異次元の世界。インド人、土人、人喰人種、何もかも怖い。しかし人間どうにかすれば抜け出せるもの」という。治療者が「抜け出さなくてはならないのですね」と口をはさむと、「そう、管理された狭い空間のなかに逃げ場のない恐ろしさ（ここで治療者はKが面接室の扉を閉めなかったことを思い出す）。そこからふっと抜け出た。飛び込んだ瞬間に目が醒めた。もしかしたら溺れ死ぬかもしれないが、まずその場の恐怖から逃れた」と語ったあと、「そう、箱のような四角の家がここでの治療の象徴です。夢のなかでも心理治療されているようで……鈍化……（治療者はKの「去勢」という言葉を思い浮かべる）……この表現はよくない……移行してゆく……包まれてゆく」と述べる。

たしかに面接はKと治療者との闘いの様相を含んでいた。Kは治療者に父親像を投影し、父親に負けまいとしつつ、一方で「去勢」を恐れていた。このKの内部の葛藤が面接室のなかで演じられた。しかし闘いは治療のなかに保持され、包まれて、しだいにより広くなったKの内的世界へと移行する。Kの連想は、治療が「保持し」「抱える」機能を果たしていることを示すものと受取ってよいであろう。

面接の終りにKは「母の身体の調子が悪く、家のなかがゴタゴタしている。毎週は来られないから二週間に一回にしてほしい」という。治療者は、患者の変化に母親が不安を覚え症状化したのかと考えたが、この時点では「治療が軌道に乗りつつあるときに面接回数が減るのは望ましくない。さしあたりやむを得ないが、また次回このことを検討しましょう」と述べた。

三八回目（二週間後）

Kは「母の病気は結局異常なかった。見合いの件でぼくが母を責めたので、母が体調を悪くしたらしい。父にはまだいえない。母が「あの先生では治らない、どこかほかのところへ行ったら」といって、自分のかかっている病院へぼくをつれていった。そこで「どこへ行っても同じ」といわれた」という。さらに「このごろ自分を主張してもいいと思うようになった……生き方を変えてゆく……不安もある」という。治療者が「先回面接頻度を減らすことにしたのは、そういう方向に治療が進むことが不安だったのですか?」と問うと、Kは「母が病気で、ぼくが家にいないといけないと思ったから。でもまた毎週来ます」と答える。

三九回目（再び一週間後）

Kは「ぼくが認めてほしいと思っても、おやじはもっとやれという。褒めてもらいたいのに」という。治療者が「『Kちゃん頑張ってるね』といってほしい?」と口をはさむと、Kは「そう、いい子いい子でなく内容的に認めてほしい」というが、すぐ「今は正直いって認めてもらいたくない。子どもでいたい。疲れ切ってしまった」という。治療者が「今まで父親のあとを息せき切って走ってきた。これからあなたらしい生き方の模索が始まるのでは」というと、Kは「一億一千万の一人になるのはいや。ピカ一でいたい。病気が治ったらまた元に戻りたい」という。

Kの自己同一性をめぐる問題がかなり深いものであることが窺われた。

四〇回目

臥位で血圧を測定しているとき、Kは「さっき仕事場の階段から落ちて腰を打った」という。治療者がその部位にふれると、「これぐらいは何でもない！」と強くいう。しかしそのあと「ぼくは強いようでも、誰かに思いやってもらわないといけない。親は駄目。さっきぼくが転んだときも、おやじは「みっともない、早く仕事にゆけ」という。「よくやってるね」とねぎらってほしい。自分のまわりにやさしさがない。激しい運動はまやかし。本当はやさしくされたい」という。治療者が「そういう気持ちが認められるようになったのはよいことですね」というと、Kは「そうですか」と嬉しそうにいう。さらに「思い切ってこの仕事を変わろうかと思う。支えてくれる女の人と結婚して。そのときは親に逆らいます。これから先が不安」と述べる。

四一回目

Kは「調子が悪い」といろいろ身体症状を訴える。治療者が「前回仕事を変わろうかという話が出ましたが」と介入すると、Kは「そうはいかない。おやじが機関車、ついてゆくしかない。機関車が止まってしまえば煮るなり焼くなりしてよいが、それまでは」という。治療者が「親への反発を話したあとはたいてい身体の調子が悪くなりますね」と再び直面化すると、Kは「今回調子が悪くなったのは理由がある。押しつけがましい友だちがいて、いっしょに旅行にゆこうという。そいつといると自分がつい無理をするのでゆきたくないがなかなか断れない。心身症だからといって断るつもりだが」という。治療者が「友だちとのこと、父親とのこと、共通していますね」と介入すると、Kは「調子が悪いときにすなおに悪いといえない。調子が悪くなると死が浮かぶ。「うつ」が出てこない……尿道結石みたいに止まっていてバルヴがひらいてくれない」という。治療者が「押しつけがましい人に対してものすごく腹を立てている。その気持ちがすなおに出せなくて身体の症状になっているのでは」と解釈すると、Kはこの解釈に直接は答えず、身体症状の方に話を逸らす。こういうやりとりが二、三度繰り返された。

四二回目

いつも定刻ぎりぎりに来るKが、この日はしばらくまえから待合室にいる。「あの友だちはたしかにうっとうしい。そう思ったら気持ちが楽になってきた。今まで分刻みで生きてきたが、このごろ一〇分、二〇分単位になってきた。今日がよい例です。すこしまえに来てロビーでぶらっとしていた」という。

Kはさらに「病気で苦しんでいる間にぼくの人間形成が進んで立派な城になった」と笑いながらいう。「ここにはじめて来たころは四方八方を武器で固めていたが塀がない。今の城は小さいながらバランスがとれている。武器はない。存在感と協調性でもっている。中立の開放的な城」という。治療者がこの比喩に感心して「面白いですね」というと、Kは「今までは米ソの握手のようなもの、顔で笑ってもう一方の手で拳銃をむけているようなものだった」という。さらに「自分は強く見えて本当は弱い人間。一所懸命やって親や世間に認められたが、そのうちそれがあたりまえになって、誰も何もいってくれない」という。治療者が「『Kちゃん頑張ってるね』とはもう誰もいってくれない?」と口をはさむと、Kは「そう。いい歳してそんなこといってくれとはいえない。『Kちゃん頑張ってるね』といってもらいたい気持ちは城の奥の方に重しで押さえつけてある。そういう気持ちが風化するまで待つ。以前はそういう気持ち自体を認めたくなかった」という。

城はKの自我であろう。この比喩は治療者にもすこぶる適切なもののように思われた。子どもは積木の城を作っては壊し、壊しては作る。城の奥には幼いころのなつかしい体験がしまってある。

四三回目(祭日と重なったため二週間後)

面接のはじめに臥位で血圧測定などを行っていたのを今回から中止した。血圧も安定し、言語面接への導入の役割はすでに十分果たしたと思われたからである。

Kは「症状はとくに自覚しない。このごろ親のためでなく自分のために仕事をしている」という。さらに「例の友だちに我慢してつきあうのはもうやめた。いやだとはっきりいったら鎖が切れたみたいにすうっと息が抜けた」という。治療者が「父親への気持ちと似ていましたが」と介入すると、「父から家はもらうが、それはそれ。自分は自分流にやってゆく」と答える。そして「また見合いの話があって、心の張りになっている」という。薬もこのごろあまりのんでいないとのこと。

Kの症状は軽快し、それまでの強迫的な生き方がゆるみ、親に対して自己主張ができるようになりつつあるので、治療者は治療の終結を考え、「次回、終結について相談しましょう」と告げた。

四四回目

Kは「見合いは断られた。今まで親が断っていたからそのしっぺ返しがきたのだと親に嫌味をいう。怒っている」という。さらに「子どものころ放ったらかしだった。赤ちゃん用の木の檻に入れられて蓋をされていた（治療者は面接室の扉のこと、夢のなかの四角の箱のような家を思い起こす）。四歳のとき引越したとき、まわりが見知らぬ人ばかりで心細かった」と見捨てられ体験をいろいろ語る。終結のことはいい出さなかった。

終結の話がKを不安にし、見捨てられ体験が連想されたものと思われたが、とくに解釈しなかった。

四五回目

Kは入室するとすぐ「まだ薬がほしい」という。そして前回話題になった引越しについて語る。「引越して気弱になった。親は仕事ばかり。自分はひとりぽつんとしていた。かまってもらえないので、親とよく喧嘩をした。しかし親は「いい子だった」という。高校以後のぼくしか印象にないのじゃないか。以前のことを思い出すと頭が痛くなる。怒りがたまっていた」と。

治療終結の話が子どものころの孤独な体験を連想させ、自分をそういう状況に置いた親（治療者）への怒りが生じ、その怒りの抑制が頭痛という身体症状を誘発している。

Kはさらに「父が憎い。子どものころ放ったらかしにしておいて、今になってこれだけのことしてやったからこうしろといってくる。爪を研いでおいていずれ親を倒す」と激しい口調でいう。そして面接の終りに「もう一度血圧を計ってほしい」というので、臥位で測定した。
まだ終結には早すぎるようなので、もうしぽらく面接を続けることに合意した。

四六回目

Kは「結婚相手はやさしくて小柄な人がいい。俺は俺の理想に向かってゆく。今まで親の期待以上に自分で自分をつくっていた。親にはそれほどの責任はないかもしれない」と語る。そして「余裕ができてきた。面接を二週に一回にしたい」と提案するので、以後そうすることとした。

四七回目（二週間後）

Kは「自分の好きな車を買った。今までは車も親の好みで買わされていた」という。さらに昨年別れた女性と交際を再開したことを語る。「しばらく交際してお互いの気持ちを確めたい」と。通院を二週間に一回にしてもとくに不安はないという。

四八回目

「学生時代に「インベーダー二万点、英語二点」とからかわれている夢」「大学で必修の単位がとれない夢」をよく見るという。事実インベーダーゲームは得意だが英語は苦手であったとのこと。これらの夢の連想を問うと、「自分は一から十まで駄目な人間じゃない。二点は恥だが、二万点はある意味で誇り。必修というのも選択必修。どうしてもとらないといけないわけではない。余裕がある」と語る。

さらに「仕事も自分の人生だという気持ちでやっている。機械の歯車だった自分が、今は機械全体を調整しようとしている（治療者はKが二回目の面接で語った歯車の比喩を思い出す）。このごろよく笑う。

まえの笑いと違って自然な笑い。怒るときは怒る。休憩の意味がわかってきた。まえは疲れても気づかずさらにやるというふうだった」と語る。そして面接の終りごろに、「早く親から独立したい」という。次回、治療終結を前提に話し合うことに合意した。

四九回目

治療終結についてKの気持ちを訊ねると、Kは「症状がすこしあっても気持ちがリラックスしている。明るくなった。いいたいことをいうようになった。それで壊れるような関係ではいけないと思う」という。父親に対しては「頭にくるが、しかし世話もしてくれる。父がかわいそうになってきた。入歯だし、友だちもなくて孤独だし。ぼくの嫁さんに気に入った人をもらうのがおやじの夢。むろんぼくが気に入ることが第一ですが、親の気持ちもすこしは考えてやろうと思う」と語る。治療についての感想を問うと、「はじめの三、四カ月は馬鹿馬鹿しくて話がしたくなかった。治療に抵抗していた。次の三、四カ月は半信半疑。その後だんだん面接の意味がわかってきたかなと思う。自分自身になってきた。目に見えない心の問題で、心のなかからいろいろなものが出てくるのが不安です。しかし対処の仕方がうまくゆけば大丈夫です」と語る。

自己の内界からあらわれてくる感情、情動について、Kはすこし不安を残しているようであったが、前回終結が話題になったときのような心細さや見捨てられ感は見られなかった。「もしまた必要だと思ったら、いつでも来院してください」と告げて、治療終結とした。

(二) 臨床的特徴

この患者の臨床的特徴をいくつかあげる。

①身体症状の特有の訴え方

Kの症状の訴え方はきわめてヴィヴィッドである。「胃がちぎれるのではないか」「胃が爆発するのではないか」「胃腸が駆けずり回るような不快感」「胃に内側から手でさわられているような感じ」など、いま一歩で体感異常を思わせる。そのほかにも多彩な身体症状の訴えがあり、治療者が介入しない限り、詳細に尽きることなく語られる。とくに治療初期において、Kは症状の訴えに終始し、内的体験を語ろうとしない。シフニナスのいうアレキシシミックな特徴が治療初期には認められた。アレキシシミアについては本章の「二　アレキシシミア」で詳説する。

「胃が爆発する」とか「怒りが身体の奥に入った」という言葉を、Kは比喩としてより実感として語っているようであった。しかしこういう表現は、Kが身体についての訴えを比喩や象徴としてとらえ内的体験へとつなげてゆく能力をもっていることを示唆している。

またKは症状を訴えながら腹部に手をふれ、押さえていた。苦痛を和らげようとする試みでもあろうが、何か大事なものにふれるかのようでもある。病める身体（部位）に多大なリビドーが注がれているのであろう。

②自己の病気に対する否定的態度

Kは「心身症という病気になったこと自体が悔しい」とか「本当に強い人間ならこんな病気にならない

はず」とか、心身症に罹患したことを人格的敗北とみなす。知的には心身症の存在を認めるが、そういう事態がほかならぬ自分に起こったことが悔しくて受入れられない。「世間が許さない」とKがいうように、心身症がいまだ社会的に正当な病気とみなされ難いことも、Kのこういう気持ちを助長している。休養をとることが決定的な敗北を意味してしまうので、医師の勧めにもかかわらずなかなか休養をとりにくい。

精神科に受診し精神療法を受けることにも抵抗がある。面接に対して「ただ話をするだけで役に立つのか？」と疑い、内的体験を語ることに「こんなことに意味があるのか？」と訝る。その根底には自己の激しい感情が露呈することへの恐れ、ときには狂気への恐れが存在する。それゆえに、病気を歴史的、人格的問題としてとらえることを回避し、生物学的、生理学的問題としてのみとらえようとする。

③行動化の傾向

Kは過激なまでの身体運動を好む。疲労感が適切に認知できないのか、疲労しているはずなのにさらに一層身体運動に走る。この傾向はときには嗜癖的傾向を帯びる。身体運動がKに何らかの充足感を与えていることが窺われる。そのほか極端な食事のコントロール、洋服の強迫的な多買など、自己の身体とその外観への強迫的なとらわれと行動化が見られる。第Ⅱ期にみられた交通事故も行動化ととらえることができよう。

行動化はこの例に限らず精神科に受診する心身症者の多くに認められる。心身症症状と行動化には何らかの内的関連があると考えられるが、これについては本章の三で詳論する。

④心身症症状の背後の抑うつ感

心身症症状と併行して、ないしはその背後に抑うつ感が存在している。初期の焦躁感を伴った無効力感、無能力感から、しだいに怒りを伴った寂しさ、心細さへと移行している。自責感には乏しい。希死念慮もあるが、肉親の病気や死の連想とともに「(自己の)死が浮かぶ」といったやや漠然としたものである。

⑤強迫的・自己愛的性格傾向

真面目、精力的、頑張り屋、「黒か白か」といった割切り方、すべてにおいて衆に秀れていないと気がすまないといった尊大さなど強迫的性格傾向が認められる。さらに「どうだ俺の実力を思い知ったか」「(ぼくは)宇宙戦艦大和」「ピカ一でいたい」といった表現や、常に他者からの賞賛を求めてやまぬ傾向からは、自己愛的性格傾向が窺われる。

⑥自己同一性の問題

Kは父親の期待に応えて父親のようになろうと自分をつくり上げてきたが、このいわば偽りの自己同一性は治療のなかで危機にさらされる。「自分は何のために生きているのか、これでは父母の玩具ではないか」「いい子だったと思わせたい。真意なのか見せかけなのか自分でもわからない」などと、K自身、自己同一性の未確立を語っている。

(三) 治療経過の検討

第Ⅰ期　導入期

この時期は一般外来での一回一五分程度の面接であり、精神療法への導入期といえる。

Kは「心身症のことを本で読み納得して来ました」と微笑を含みながらいうが、実は十分納得していなかったことがその後の経過に示される。どのような本を読み、どのように納得してきたかについて問うて、たとえ知性化されたものにせよ心身症についてのKの理解を確かめるべきであった。それを介して、精神科受診に対するKの不安や抵抗をとりあげ、和らげることができたかもしれない。Kは症状を具体的かつ詳細に語りながら、三回目の面接で「胃カメラをのんだとき医師に腹を押さえられたら、かえってそこが苦しくなった」と、医師への陰性感情を暗に語っている。四回目の面接で報告された「他人を刺して刑務所に入れられる」夢や「胃が爆発する」といった表現から、微笑を含んだ表情とは裏腹に、Kの内心に秘められた攻撃性とそれへの恐れがあることが窺われた。

Kは感情をまったく体験していないのではなくその表出を押さえているように思われること、Kの方から夢の報告があったこと、両価的とはいえある程度の治療意欲のあること、かなりの知的能力があることなどから、力動的精神療法の適応と判断した。Kは精神療法に対する疑問や抵抗を十分に語らぬままに、精神療法への導入に同意した。内心の不満を押さえて、あるいは十分自覚しないままに治療者(父親)の意に従うところに、Kの特徴がすでによくでていたというべきか。

第Ⅱ期「抵抗」の時期

Kは面接中ずっと腹部に手をふれながら症状をいかにもヴィヴィッドに訴え続けた。そして「ここに来てから日ましに悪くなった」という。導入期に十分とり上げられなかった「心身症」にかかったことへの悔しさ、精神科に受診して身体のみならず精神や人格を問題にすることへの不安と抵抗がしだいに顕在化してきた時期といえる。

父親の甲状腺の病気が誤診された（とKが思っている）ことも、Kの不安を増大させている。ここにはKが自分を父親と同一視していることが窺われる。Kは、父親が甲状腺の病気でやせたことを語ったあと、「ぼくも二年まえに一〇キロ以上やせた」と、体重減少をはかるために著しく強迫的な努力をしたことを語っている。さらに「幼稚な服」から抜出すための強迫的な服の多買といった身体（とその外観）へのとらわれと、身体をコントロールしようとする傾向が語られる。また人格的には「全方位社交的な、すべてにおいて人当りのよい、仕事のできる」「大人」になろうとする努力が語られる。父親への同一視と全能的、自己愛的自己像が窺われる。しかし一方で「出来の悪い息子」「病気になった弱い自分」など自己評価の低さも認められる。父親への同一視の背後に、のちにK自身その言葉を用いるように「去勢」不安があり、Kは「病気になる」ことであらかじめ去勢を先取りしていたのかもしれないが、この時点では自覚されていない。

Kの医師不信に対して、治療者の方も器質的疾患の有無や程度、心身相関について必ずしも確実な判断ができないので、安定した気持ちで接し難いところがあった。ただしこの時期はKの不信感や治療者の内心の不安を面接場面で直接とり上げることはせず、Kの医師不信も父親の、「誤診」やKの病歴、治療者が即効的治療を提供できないことなどへのもっともな反応と認める態度で対応し、心身症についての知的説明、疾患モデルを提供していた。シフニオスは、アレキシシミックな心身症者に対して治療者は平板だとか退屈だとか感じると述べているが、私はKに対してそういう感じはもたなかった。むしろ、治療者としての有効性をどのようにしたら証明できるかと緊張した気持ちで対応していた。おそらくこの治療者の気持ちが多少ともKに伝わり、Kを一層不安にしたかもしれない。Kの読んだ心身症の本についてももっと積極的にとり上げて、たとえ知的にせよKの病態理解を促すべきであったが、治療者の不安と緊張がこれを困難にした。

一五回目に交通事故が報告されたとき、治療者はKの攻撃性（直接には何もしてくれない治療者への）がアクト・アウトされたものと考え、以前の「いらいらの爆発」や「他人を刺す夢」と考え合わせて、治療上の危機であると感じた。そこで感情表出を早急に促すことは避けて、心身の休養を勧めるとともに、治療者が患者の心ばかりでなく身体にもたしかに関心をもっていることを伝えるべく、初診以来行っていなかった臥位での腹部の触診を行った。身体に直接手をふれることによってKに安心感を与えたいと願った。「医師に腹を押さえられたら、かえってそこが苦しくなった」という以前のKの言葉はそのとき治療者の念頭になく、Kもそのように体験しはしなかった。

一六回目にKは「今まで親に踊らされていた」とはじめて内省的になるが、一七回目にはゆううつ感情を認めることを拒否し、「ぼくの性格は絶対変わりません」と反発し、一八回目には治療者への不信をあからさまに語って、面接頻度の減少を要求した。

この時期Kは、結局のところ、「自分の今までの生き方は変えられない」と主張していた。その生き方が問題をはらんでいることが症状、夢、事故などにあらわれているが、Kはあえてこれらを無視し、従来からの強迫的で過活動的な生き方によってこの危機を乗切ろうとしていた。治療終結時にKはほぼこの時期のことを振り返り、「馬鹿馬鹿しくて話がしたくなかった。治療に抵抗していた」と語っている。

第Ⅲ期「半信半疑」の時期

一九回目、Kは血圧を計ってほしいと要求する。治療者には要求していると感じられた。身体に関心を示されたい、依存したいという気持ちを要求という形で表現するところがいかにもこの患者らしかったが、そのあたりは解釈せず、患者の気持ちを容れて、今後毎回面接のはじめに血圧測定、腹部の触診、筋弛緩の練習をすることを提案した。これはしだいに簡略化されたが、四二回目まで続いた。精神療法家が身体医学的診察を行ったり患者の身体にふれたりすることは一般に望ましいことではないが、心身症者に対しては必要な場合もあると思う。心身症者は受身的、受容的役割をとることを恐れていることがしばしばあるが、医学的診察という枠組みのなかでは、そういう役割が比較的抵抗なく受け容れられる。以後の面接経過から見ると、治療者によって身体にふれられることによって、Kは安全感を得たようである。

この期に入っても、各面接は必ずといってよいほど身体症状の訴えで始まった。ただし「胃が爆発する」といった激しい表現は少なくなり、胃に限局されていた症状の範囲が広がって、頭痛や倦怠感や蕁麻疹が出現した。Kはこれを病気の増悪ととらえていたが、身体全体に対する「気づき」のはじまりとも見ることができよう。Kは「だるいと一層はげしい運動をする」などと、その気づきを否認しようとしているようであった。

面接の話題はしだいに今までの生き方へと広がり、早く大人になって親や世間に認められようと自分をつくってきたこと、建前で生きてきたことなど、自己同一性をめぐる問題が語られる。しかし、二二回目の面接で端的に見られるごとく、Kが自己主張をしようとするとそれが抑制されて身体症状が出現した。Kが今までの生き方について多少とも内省的に語った次の面接には身体症状の訴えが多いという繰り返しが観察され、治療者がこれを指摘すると、Kもその事実を認めた。

二九回ごろから「高潮防波堤」のたとえに見られるように、Kの言葉のなかに比喩的表現が多くなった。（初診時から、店を機関車に、自分を歯車にたとえるなど、比喩を用いる能力はあった。）

この回からKは入室時自分で面接室の扉をしめるようになる。必ずしも「冷房が入ったから」ばかりではあるまい。これまでKは密室で治療者と二人きりになることにある恐れを抱いていたのかもしれない。治療者に父親を見、治療者＝父親と張り合っていたKは、一方で去勢不安を抱き、密室で二人きりになることを避けようとしていたのかもしれない。

三二回目には、Kは自分の意に反して見合い話を断った父親への怒りを、面接場面で治療者を押さえつけるように発言しつつ、十分にではないにせよ表出することができた。父親に対する自己主張という話の内容が、今ここで治療者（父親）に対して実演されたのである。ただしその後身体症状の増悪をきたし、臨時に来院している。

三四回目には「木の檻に入れられていた」などと、おそらく母親との間での外傷体験が語られるが、「大昔の話です」などとある程度の余裕が感じられる。母親への恨みや怒りが生々しく出現することへの防衛でもあろうが、むしろ間接的な形で感情を再体験し、それを「遊ぶ」ことができつつあると理解することができる。面接室が、そういうKの内界が演じられ、それが保持される、内界と外界の中間の領域、移行の領域となりつつあると感じられた。

Kはのちにほぼこの時期のことを「半信半疑」の時期と振り返っている。

第Ⅳ期「自分自身になる」時期

三六回目に、それまで仕事着で来院していたKがはじめて白と黒の私服を着て来る。仕事着＝建前のKでなく、私服＝本音のKの登場といえようか。このKは「Kちゃん頑張ってるね」と賞賛されるヒーローである。

三七回目の「海の夢」（治療者の求めに応じてK自身のつけたタイトル）は、それまでの行詰りからの脱出を示唆する意味深い夢であった。治療者は子どもの遊びや空想を連想した。空想のなかで、子どもたちはヒーローとなり、土人や人喰人種と闘ったり、海に飛び込んだりするのだろう。またこの夢についてのKの連想「鈍化……移行してゆく……包まれてゆく」は、Kにとって闘いの場であった治療が、Kの内界を保持し変容させてゆく容器になりつつあることを示している。治療が「四角の建物のなかの闘い」から「自分を包む海」へと変わる。自己の無意識の深みに、あるいは自己を育む環境のなかに飛込むことは、今までかろうじてつくり上げてきた自己を失うことになるかもしれぬ。海では「下手をしたら溺れ死ぬかもしれない」のである。しかしそこで泳ぎ切れば本当の自己が生まれてくるだろう。

母親の「病気」は本当のKの誕生に対する母親の不安と抵抗のあらわれであろう。Kは自己主張が母を病気にしたのではと罪責感を抱き、面接頻度の減少すなわち自立の遅延を求める。Kの出生時のドラマ（K出生後の母の病気、Kの初歩行の遅れ）の再演であるかもしれない。

ついでKは自己同一性をめぐる葛藤を語り、認められたい気持ちを表明し、治療者もこれに応じている。

四一回目の面接で、治療者はKが攻撃的感情を表出しないことを直面化した。父への攻撃感情は以前から「両親が他界したとき」（二七回目）などの言葉に暗にあらわれていたが、この回も「機関車（父親）が止まってしまえば煮るなり焼くなりしていいが」といった形で語られ、そのあと押しつけがましい友だちの話になる。治療者はまずこの友だちとの関係においてKが攻撃感情を押さえつけていることを直視させようと試みるが、Kは「死がうかぶ。「うつ」が出てこない……尿道結石みたいに」と述べ、ついで身体症状の訴えに話を移す。しかし次の回にはその友だちへの「うっとうしい」気持ちを表出できる。「海に飛込んだ」患者が「溺れ死ぬ」ことなく自己を表現し始めた一つの転機である。

四二回目の「城」の比喩は治療者にもいかにも適切に思われた。「海の夢」といい「城」の比喩といい、治療場面のなかでKの創造性が育ちつつあることを示している。

四三回目には友だちに対しても父親に対しても「自分は自分流」にやってゆくと語り、それまでの我慢や圧迫感が「鎖が切れたみたいにすうっと息が抜けた」という。もしこういう経験が得られなければ、あるいはKは身体を傷つけることで息を抜こうとしたかもしれない。

この回に治療者は治療終結を提案するが、次回のKの話は「見合いに断られた」「赤ちゃん用の木の檻に入れられた」「引越したとき、まわりが見知らぬ人ばかり」といった、見捨てられて心細い話に終始する。ついで四五回目には自分を放ったらかしにしておいた親（治療者）に対する敵意が激しい口調で語られる。しかしその次の回には、患者の方から面接を二週間に一回にすることが提案され、ついで女性との交際の再開が語られる。四七回目の「インベーダー二万点、英語二点」の夢とその連想は、Kが全能的な自己像を捨て、長所も短所もある一人の人間として自己を認めつつあることを示している。

最終回、Kにとって巨大であった父親は「入歯だし（去勢を連想させる）、友だちもなくて孤独」な人間として再認識される。ただしKの内界の探究は終わったわけではない（まだ選択必修がとれない）。「心のなかからいろいろなものが出てくるのが不安です」。父親との問題の背後にあると思われる母親との問題もまだ十分に語られていない。しかしたとえ問題が残されていようと、「対処の仕方がうまくゆけば大丈夫」なのであろう。

二　アレキシシミア

現在アレキシシミア alexithymia の概念を抜きにしては心身症を語ることはできないと思われるほど、この概念は欧米では大いに注目され論じられている。[1] わが国では池見酉次郎[2]を中心とする九州大学心療内科グループにより精力的に紹介、検討されている。アレキシシミア概念が精神科医であるシフニオス[3]によって提唱され、欧米では精神科医の間でさかんに論じられているのに比して、わが国では主として心療内科の側から論じられ、精神科医の側からの発言は比較的少ない。これはすでに述べたように、欧米の心身医学には精神科医、精神分析医が積極的に関与し、むしろリードしてきたのに対し、わが国の精神科医には心身医学あるいは心身症に関心を向ける者が比較的少なかったゆえであろう。そしてそういう状況のなかで、わが国の心身医学がそのアイデンティティを確立する過程においてむしろ精神医学との違いを強調し、おのれの独自性を際立たせようとしてきたゆえであろう。それにはそれなりの由来と意味があろうが、その検討は他に譲ることとし、ここでは一精神科医とりわけ一精神療法医の立場からアレキシシミアの概念を紹介し、若干の検討を加えておきたい。なお精神科医の側からの発言は少ないとはいえ、すでに諏訪[4]による批判的紹介、精神分析の立場から前田[5]の展望がある。

(一) アレキシシミアという言葉について

アレキシシミアという言葉は、米国の精神科医シフニオスが一九七二年に著書『短期精神療法と情動的危機』[6]において用いたのが、活字にあらわれたはじめてであるという。シフニオスが元来精神分析医であり、精神分析あるいは力動的精神療法に精力的に取組んでいる医師であることは、われわれがアレキシシミアについて考えるにあたって念頭に置くべきことであると思う。

シフニオス[7]は、さまざまな心身症疾患にかかっている患者ならびに医学的に病気ではないある人々に観察された一定の心理的特徴を記述するために、「ほかにもっとよい用語が見当らないゆえに」アレキシシミアalexithymiaという用語を作り出したという。彼によるとこの言葉はギリシア語に由来し、a＝lack＝欠如、lexis＝word＝言葉、thymos＝emotion＝情動という意味だという。つまり文字通りには情動をあらわす言葉の欠けていることをいう。日本語訳は「失感情症」とされていて、これはあたかも感情そのものが失なわれているかのごとき印象を与えがちだが、原語の意味するところは感情の言語表現の不能である（ただし言語を抜きにして感情というものが果たして存在しうるものか、言語表現のないところに感情を同定することが果たして可能かどうかは検討を要する問題である）。

ただし、ギリシア人の精神科医フィリッポポロス(8)によれば、アレキシシミアなどというギリシア語はなく、これは精神医学や関連領域のなかにすでに無数に存在する疑似ギリシア語にまた一つ加わった新語であるという。彼によると、alexithymiaという複合語のはじめの二要素a-lexisは本来のギリシア語では援助とか保護を意味するという。彼は正しいギリシア語としてathymoalexiaという用語を提唱している。この言葉は文字通り自身を言葉で表現することができないことを意味する。ただしフィリッポポロスは、自分の主張は決して偏狭な愛国主義に基づくものでも、シフニオスのこの分野への独自の貢献の価値を貶めようとするものでもなく、われわれの専門領域におけるコミュニケーションの困難さに注意を促すものにすぎないと断っている。そもそも患者のコミュニケーションの困難さをあらわす言葉として作られたアレキシシミアという用語自体が、コミュニケーションを混乱させることになっているのは、皮肉な事態である。

一方、わが国において「失感情症」という訳語を導入した池見(9)は、この言葉が精神分裂病の感情鈍麻

apathy とまぎらわしいので他の表現を用いてはという指摘があるとして、訳語について「目下再検討中である」と述べたことがあるが、その後とくに新しい訳語が提唱されたということは耳にしない。

（二）アレキシシミアの概念

シフニオス[10]はニーマイアーらと共に心身症の患者を研究し、彼らが情動《エモーション》を言語的に表現するのに著しい困難があること、空想生活を欠如していること、特殊なタイプの思考、つまり現実的具体的な詳細にかかずり合い内的体験を表出しない話し方をすることを見出した。シフニオスはアフェクト、エモーション、フィーリングの三つを区別して用いている。アフェクトは人の個人的《パーソナル》、私的な状態一般をいい、生物学的な構成要素と心理学的な構成要素をもつ。エモーションという言葉はアフェクトの生物学的側面を記述するもので、ビヘイヴィアにより表現される。これは自律神経系および内分泌系をコントロールする大脳辺縁系《リンビックシステム》により仲介され、また、身体と外的世界の交換に大きく関与して本能的行動と他の行動とを統合すると考えられている視床下部によって仲介される。したがって動物も人間もともにエモーションを経験することができる。フィーリングという言葉はエモーションに関連する主観的空想と思考を含む。この意味で用いられる限りにおいてフィーリングは新皮質の活動の存在を意味し、それゆえ純粋に人間的な現象とみなされる。情動《エモーション》も感情《フィーリング》も行動《ビヘイヴィア》によって表現されることもあり、されないこともある。両者は人間のアフェクティヴ・ライフに通常共存するが、情動が感情なしに存在することもある。シフニオスは、アレキシシミックな患者はその情動を描出するにふさわしい言葉を見つけることが困難であるという。面接者が彼らに感情について尋ねると、彼らはたいてい困惑したりいらいらしたりする。彼らは際限なく身体症状を訴え、繰返し細かいことばかり語り、ほとんど夢を報告しない。人間関係においては、彼らは依存するかあるいは無関心で孤立するかいずれかである。そしてこういう患者を扱う治療者は、平板だとか退屈だとかいった印象をもつ。

クリスタル[11]はシフニオスのアレキシシミア概念を敷衍して、アレキシシミックな人物の特徴を感情の障害《アフェクティブディスターヴァンス》、認知の障害、自己と対象の障害の三つの観点から論じている。彼によると、アレキシシミックな人は、①感情機能《アフェクティブファンクション》、②認知機能、③自己表象と対象表象の性質の三つの点において障害をもつという。以下彼の論述の一部を紹介する。

(1) 感情の障害《アフェクティブディスターヴァンス》

もっとも目立つ問題は、彼らが情動《エモーション》を自分自身への信号として認知し利用することが障害されていることである。彼らはある情動を別の情動と区別することができず、事実上未分化な感情反応《アフェクトレスポンス》を経験する。不安とか抑うつといった特定の情動はしばしば顕在化せず、患者は自分が悲しいのか、疲れているのか、空腹なのか、体の調子が悪いのかを区別して言葉にすることができない。ある人たちは情動反応が期待されるところで漠然とした身体的不快感を自覚するのみであり、またある人たちは心悸亢進とか「胃の奇妙な感じ」といった情動の生理学的側面すら見落しがちであって、時にはアフェクトに伴う自律神経系の反応にも気づかない。そして一般に情動を言葉にしにくいし、彼らにとって大いに心を動揺させると思われる状況においてさえ、自分たちの感情反応《アフェクトレスポンス》に気づかない。そして自分たちが経験していることを述べることができない。表情は乏しく、姿勢は硬い。彼らに特徴的なパターンは強烈な情動と思われるものの突然の爆発である。たとえば憤怒が急に始まり急に終わる。あたかも別のパーソナリティにスイッチが切りかわるかのようである。

（2）認知の障害

彼らは現実にはよすぎるくらいに適応している。しかしその下に思考の不毛性と単調性、想像力の著しい貧困がある。日常生活のことをとるに足りぬことまで詳しく語り、世俗的なことへのとらわれを超克できない。衝動を満足させる空想《ファンタジー》という点で創造性に欠け、シンボルの使用が限定されている。夢はまれにしか報告しない。夢の顕在内容はきわめて単純で、それについての連想は困難である。彼らの連想は「衝動により決定されるというより、刺激により制約されている」。

（3）自己表象と対象表象

彼らは外的対象からも、また「真に生きている内的対象」からも著しく疎隔されている。患者は治療者に愛情のこもった関心を示すことはほとんどなく、面接者を冷たい離脱と無関心でもって扱う。こういう患者は自己――身体と健康を含む――に注意を払うことも乏しい。自身の健康状態を無視するし、自身に関心を払い大事にする（セルフ・ケア）能力が障害されている。

以上が、クリスタルの論述の一部の要約である。のちに述べるように、クリスタルはアレキシシミックな患者に対する精神療法の必要性を強調しているが、以上の論述にも精神療法家としての立場が反映している。

一方、アレキシシミア概念の提唱者であるシフニオス自身は、アレキシシミックな患者に力動的精神療法を行うことは禁忌であるとし、[12]もっぱら支持的な精神療法によらねばならないと主張する。

わが国では一部にこれが誤解されて、アレキシシミックな患者には精神療法が無用であるかのごとく受取っているむきもあるようだが、シフニオスは精神療法をすべて否定しているわけでは決してない。シフニオスは精神療法を不安換起的精神療法と不安減少的精神療法の二種に分けている。[13]前者は精神分析のような、患者の無意識的な問題まで探索し、患者の人格の広がりと自己理解の深化を期待する精神療法で、その過程では患者が今まで気づいていなかった感情、衝動、対象関係における諸問題を扱うことになり、少なくとも一時的に、患者の不安はむしろ増大する。後者がいわゆる支持的精神療法で、患者が現在採用している防衛機制のうち現実適応に役立つものを支持、強化し、もっぱら患者の不安の軽減をはかるもので、日常的な慰めや励まし、環境調整、現実適応のための助言などはすべて後者に入る。シフニオスが禁忌としているのは前者の不安換起的（力動的）精神療法のみで、不安減少的（支持的）精神療法をも無用としているわけでは決してない。わが国の多くの臨床医の行う精神療法はおおむね後者ないし後者の要素を大いに含むものである。アレキシシミックな患者に対しても広義の精神療法の重要性は少しも減じるものではないのである。

シフニオスらがアレキシシミックな患者に対して力動的精神療法を禁忌としているのは、アレキシシミアの原因として発達的、社会文化的要因よりも遺伝的、解剖学的要因を重要視していることによる。シフニオスはいう。[14] こういう患者の情動機能領域に何らかの障害があることは一般に同意されている。それらの障害は遺伝的、解剖学的、あるいは神経生理学的異常、あるいはそれらの組合せによるかもしれない。また、早期の学習過程の障害、社会文化的問題、そして非適応的な心理的防衛パターンも原因的な役割を果たしているかもしれない。大部分の精神科医はこの最後の説明にのみ注意を払い他のすべての説明を排除しがちである。治療的効果に関する限りその方が希望が大きいからである。しかし実際は精神療法の効果は疑わしい、とシフニオスはいう。

遺伝的、解剖学的、あるいは神経生理学的障害に関しては次のような諸説がある。

マクリーン[15]は、アレキシシミックな患者においては系統発生的により原始的な内臓脳と新皮質（言語脳）との間の交換に何らかの欠陥があり、海馬領域に発する情動感情は新皮質に伝達されて、知的評価を受けることなく、自律神経系路を介して直接表出されるとする。これらの患者は感情を表現する言語やシンボルを発展させることなく、「器官言語」でもってコミュニケートするのだという。

ニーマイアー[16]はマクリーンの考えを敷衍し、アレキシシミアにおいては内臓脳から皮質へのインパルスがブロックされている可能性を考え、大脳辺縁系《リンビックシステム》の機能と新皮質の機能との間の何らかの不連続を想定している。

ホッペ[17]は、治療に抵抗するてんかんがあるため前交連切除を受けた患者（分裂脳患者）が夢と空想に乏しく、象徴化能力が貧弱なことに注目し、重篤な心身症障害をもつ患者は「機能的前交連切除」の状態にあると考えた。

シフニオスはこれらの遺伝的、解剖学的障害を重視し、当初は心理学的な「否認」と見えるものが実は「欠陥」であることが多いとして、すべての心身症患者をわれわれ（欧米の精神科医を指す――成田）に馴染み深い精神力動的精神療法というプロクルステスのベッドにあてはめるべきではないと主張する。

シフニオス[18]は、心身症状の形成には二つのまったく異なった種類の生物学的素因があるという。一つは上述したように脳の欠陥。こういう欠陥をもつ人物は感情的反応が要求される状況に直面するときわめて傷つきやすい。彼らは適切に反応することができないが、それでもなお彼らを悩ます要求に対処せざるを得ないので、彼らの自律神経系が過度に刺激され、ついで内分泌、胃腸、心臓血管系などが過剰に機能するよう要請される。しかしこの過活動だけでは必ずしも心身症症状を形成しない。心身症症状が形成されるには第二の生物学的要因、何らかの遺伝的欠陥の存在が、たとえばペプシノーゲンレベルの上昇、甲状腺ホルモンの過剰分泌、機械的閉塞、胃あるいは大腸の粘膜の欠如といったものの存在が要請される。

以上のごとく、シフニオス、ニーマイアーらのいわゆるボストン・グループは、アレキシシミアを何らかの遺伝的、解剖学的、神経生理学的欠陥に帰し、さらに、心身症症状の形成にはそれに加えて第二の生物学的要因、すなわち末梢器官での異常の存在が必要としている。この方向からは、発達的、成育歴的研究よりも生物学的、神経生理学的研究の必要性が求められ、力動的精神療法は禁忌とされる。アレキシシミア概念がわが国において心療内科医の間に受け入れられ、精神科医、精神療法医、精神分析医の間で受け入れられることが少ないゆえんであろう。シフニオス自身は精神科医でありかつ力動的精神療法の専門家であることを考えると、これはいささか皮肉な事態である。

一方、フランスのマーティとド・ミュザン[19]はシフニオスらに先立ってすでに一九六三年に、心身症者に疾病特異的な特徴として機械的思考 pensée opératoire（操作的思考とも訳されている）をとり出している。彼らによると、心身症者の思考はアルカイックでもっぱら道具的であり、具体的で現実的な水準にとどまり、分化した精神的加工の段階へと入ることがない。「患者の言語は貧弱である。平板で、陳腐で、現在に縛りつけられており、ただ事実を時間の順序で語るのみである」。

ステファノス[20・21]はこのパリ学派の概念を紹介しつつ、彼自身の「心身症現象」psychosomatic phenomenon なる概念を提出している。この心身症現象は間接的にのみ定義される。つまり、心身症患者の特徴は欠如にある。精神的空想の欠如、対人関係を発展させる能力の欠如、精神的空虚さにあるという。これは生理的な前自我の領域での早期の障害によって決定され、もっとも早期の同一化過程の欠陥に対応しているという。ステファノスは、バリント[22]のいう「基底欠損」とか、ウィニコット[23]のいう「環境の失敗」とのつながりを示唆している。

パリ・グループ、ステファノスは、心身症者にシフニオスのいうアレキシシミアとほぼ同様の特徴を観察しつつも、これを幼児の早期の対象関係の欠陥に帰しており、シフニオスを中心とするボストン・グループが心理学的なものよりも生物学的なものを強調していることと対照的である。

(三) アレキシシミアの精神療法

シフニオス自身はアレキシシミックな患者に対して力動的精神療法は禁忌であると主張する。彼の論文「大多数の心身症患者に対して力動的精神療法は禁忌か?」[24]から、彼があげている実例を紹介する。

「次の例は三五歳の消化性潰瘍の男性患者が精神分析の硬い規則にどう反応したかを示している。治療開始後二カ月後に、彼は分析治療中容易にいらいらするようになったように見え、自由連想が困難となった。彼は第二次大戦中のいくつかの経験について詳細に語った。することが非常にたくさんあったので幸福であったという。彼は、分析はストレスフルな経験だとわかったが、なぜかは説明できないという。まもなくひどく飲酒し始めた。些細な自動車事故にまきこまれて、相手の車の運転手に乱暴を働いた。妻との関係は急速に悪化し、妻は離婚をほのめかし始めた。彼が私(シフニオス)に妻に会ってほしいと求めたとき、私は拒絶して、彼自身が自分の問題を解決すべきことを強調した。彼は面接に遅刻するようになり始め、酒を呑み続け、潰瘍症状は増悪した。仕事に行くのをやめてしまったが、しかしこのますます悪くなる状況をどう処理すべきかわからないように見えた。しかし彼はほとんど話すことがないと苦情をいい、同時に、分析面接中沈黙しているといらいらしてきて飛出したくなると主張した。そして私がしゃべらないのでよけいにいらいらするといった。

こういうことすべてを警告と受け取って、私は精神分析はこの患者の役に立たないようだと判断した。明らかに技法を変えるべきであった。そこで私は寝椅子から対面法の面接に切り替えた。私は彼の役に立つことなら何でもすると請け合い、妻との合同面接も提案した。またすぐさま内科医の診察を受けられるようとりはからった。ほとんど即座に変化が生じた。彼は目に見えてリラックスし、私に大仰に感謝し、とてもほっとしたといった。週一回の支持的精神療法を数週間行ったら、以前の状態が回復された。」

このシフニオスの例を要約すると以下のごとくなろう。潰瘍患者に寝椅子による自由連想法を行ったところ、患者はいらいらし始めて攻撃的となり、妻との関係は悪化し、飲酒や交通事故、乱暴が生じ、潰瘍症状も悪化した。そこで対面法による支持的精神療法に切替え、妻とも会い、内科医にも診察を依頼したところ、患者はほっとして、少なくとも以前の状態が回復された。

この症例報告はごく短いものであって、消化性潰瘍の患者がどのような理由で、どのような経路で、精神分析医であるシフニオスを受診したのか記載がないので詳細はわからないが、いかに精神分析が広く受入れられている米国といえども、消化性潰瘍という身体疾患の患者が、内科医による治療と併行してでもなく寝椅子を用いた自由連想法を受けるのには、何らかの心理的抵抗ないし不安があるであろう。分析が始まってごく早期に患者の状態が悪化したことは、分析により患者の心理の深層が揺さぶられたことによる不安というよりは、むしろ寝椅子による自由連想というある意味で患者にとって不自然な治療構造そのものへの不安のあらわれのように思われる。また、分析治療そのものへの不安があるにせよ、急速に、飲酒、交通事故、相手の運転手への乱暴など行動化と思われるものが出現していることは、この患者のパーソナリティ構造に何らかの問題のあること、おそらく境界パーソナリティ構造があるかもしれないという疑いを抱かせる。私の臨床経験上、心身症患者には行動化を示すものがしばしば見られ、その根底に境界パーソナリティ構造を認めることも稀ではない。シフニオスも、アレキシシミックな患者はしばしば内的空想よりも行動を好むと指摘している。つまり、ここまでの経過をシフニオスはアレキシシミックな患者が精神分析によりかえって増悪したととらえているが、身体疾患の患者が精神分析を受けること自体に不安を抱いたとも考えられるし、境界パーソナリティ構造をもつ患者が分析治療の初期に行動化を起こしたとも考えられる。

その後対面法による支持的精神療法に切替えることにより、患者は急速に安定している。妻との関係の調整のため合同面接を導入することや、身体症状（の悪化）に対処するため内科医の診察を依頼することなどは、私には心身症の治療においてむしろ当然のことと思われる。環境調整とか、他科医との共同治療をいかに適切に行うかが、心身症者に対する精神療法の重要な留意点と思う。シフニオスの例は、要するに、心身症患者にはじめから古典的精神分析（不安喚起的精神療法）を行うという、患者にとって不自然かつ困難な方法をやめ、まず患者の不安をできるだけ軽減するよう接したら患者が安定したと理解しうる。私にはごく当然のことのように思える。

境界例の治療においても、寝椅子を用いた自由連想を行う人はごく少数で、むしろ対面法を行う分析医の方が多い。対面法のなかでも探索的（不安喚起的）接近により患者の不安がある限度以上に高まったときには一時支持的精神療法に切替えることは、パラメーター（技法上の修正）の導入などの言葉でしばしば語られている。このように治療技法が類似してくる点から見ても、心身症者とくにアレキシシミックな患者と境界例とは何らかの共通性があると考えられる。

アレキシシミアに対する力動的精神療法について積極的な研究者もある。その一人で、先にふれたクリスタル[25]の見解を紹介する。

クリスタルは、アレキシシミアに対して力動的精神療法が絶対的に禁忌であるというシフニオスの見解には不同意であるとし、アレキシシミアの患者が精神療法から利益を受けられるようにするためのいくつかの技法上の修正を提案している。彼によると、第一の課題は、患者に彼のアレキシシミックな障害の性質を観察させることである。こういう患者は彼ら自身の反応の仕方にすでに長い間困惑し恐れを抱いている上に、その特異さを説明しようと試みてかえって問題を複雑にしてきているので、観察自体が役に立つ。感情的《アフェクティブ》反応を惹き起こすかもしれぬ状況にさらされるのを回避する方法を発展させている患者もある。かくてアレキシシミアは、孤立し、疎外され、物に方向づけられた生活によって保護される。患者は彼らの情動《エモーション》が他の人々のそれとどう違うかを理解し、感情《フィーリング》のあるべきところにそのかわりに生理的反応や感覚をもつことと闘わなければならない。

第二の課題は、患者が感情耐性《アフェクトトレランス》を発展させるよう援助することである。そのためには、患者が情動を経験するその仕方と、情動をもつことに対する反応の仕方を患者とともに観察しなくてはならない。しばしば患者は感情《アフェクト》自体を恐れ、感情をもつことに対して怒りと恥辱でもって反応し、そのため問題をますます悪化させ繰り返させる循環パターンに陥っている。患者は情動が彼らに取り憑く危険で悪魔的な力ではなく、彼ら自身への有益な信号であることを再認識する必要がある。彼らは情動を「表現」するのではなく「観察」する必要がある。ある患者たちの両親は、彼らのかんしゃくや喘息発作などの感情等価物に対してしか反応しなかった。そういう患者は情動の爆発によって世界をコントロールしようとする。われわれが彼らにそういった行動パターンを放棄するよう求めるとき、彼らの幼小児期に有効であった唯一のことを棄てるよう求めていることになる。彼らは、もし愛する対象をコントロールするこの手段を放棄してしまえば、きわめて無力になるのではないかと恐れる。彼らは精神的外傷が再び生じるのではないかという恐ろしい予期を抱きつつ生きているから、無力になる危険はきわめて大きく感じられる。治療者は、患者の不適応的なパターンを反復させているこういったファンタジーを発見し、解釈しなければならない。こういった障害や抑制が取り除かれてはじめて患者は次の課題へ、つまり情動の言語化へと進むことができるようになる。この課題のなかで治療者は、児童分析家や親なら当然のこととしていること、つまり患者が感情《フィーリング》を描写する言葉が見つけ出せるよう援助する。患者が情動を認識し言語化できるよう援助する過程は、骨の折れる、時間のかかるものである。治療者は、ある出来事が生じたときに患者が何を経験したかを知るために、患者の陳述を常に吟味しなければならない。一つには、患者が忘れている（彼らは何が欠けているかを知りさえしない）彼らの相互関係のニュアンスを区別するのを援助するために、また一つには、感情的反応の原始的前駆を彼らに示すために、治療者は患者の「外の」対象関係について観察し、コメントし、明確化し、直面化しなければならない。

このクリスタルの見解は、精神療法家が境界例の精神療法において、とくに導入期において苦心し工夫することと重なるところが多いように思う。境界例の患者は感情を同定しこれを精神内界に保持することが困難で、これを行動化《アクト・アウト》しがちである。治療者は彼らが感じるべきところで行動化していることを患者自身に気づかせなければならない。そして患者が感情を同定し言語化することを援助しなければならない。

以上のように、アレキシシミアという現象は多くの境界例において観察されている現象、すなわち彼らが感情を精神内界で体験し言語化することが困難で行動化しやすいという現象と共通するところが大きいと私は思う。心身症者も境界例も、みずからの心にも他者にも「ふれる」ことがむずかしく、「打ち明ける」ことができないのである。

(四) アレキシシミアをめぐる二、三の論議

(1) アレキシシミアは存在するか

アレキシシミアという概念は臨床家の観察、印象から生まれた概念であって、操作的に定義することがむずかしい。しかし、この概念を提唱したシフニオスを中心とするボストン・グループ、シフニオスに先立って心身症者の特徴として「機械的思考」pensée opératoire をとり出したド・ミュザンらのパリ・グループ、あるいは「心身症現象」という概念を提出したステファノスなど、いずれもほぼ同様の現象を観察しているものと思われる。事実、現象の観察に関しては彼らの間には、ほぼ一致が見られ、論争はない。またわが国の池見[26]もシフニオスのアレキシシミア概念を紹介するおり、池見ら自身が神経症と比較して心身症の特徴として以前にとり出したいくつかの特徴、たとえば心身症者は情動の認知や言語化が少なく、夢やファ

ンタジーに乏しいなど、とあまりによく一致しているので驚いたと述べている。心理学者の遠山[27]は「心身症者の性格・適応様式・情緒の特質について」という論文のなかで、とくにアレキシシミアという用語を用いてはいないが、心身症者の情動の過剰統制と衝動－情動体験の困難さを指摘している。私自身の臨床経験でも、心身症者のなかにアレキシシミックな患者がいることは間違いないと思う。最近、精神科医の諏訪[28]は「心身症概念の再検討」という展望のなかでアレキシシミア概念を批判的に紹介しているが、そこでもアレキシシミアという現象それ自体の存在には疑問を表明していない。以上のように、アレキシシミアという現象は多くの研究者、臨床家によって観察され、経験されている。

この概念は、心身症の患者に対して精神療法（とくに古典的精神分析）を行う際に面接者が患者から受ける印象に由来するものであって、そもそも対人関係の場でのコミュニケーションの特徴ないしその障害としてとらえられるものであるから、面接者の主観に著しく依存するものと考えられる。シフニオス[29]は古典的神経症（胃潰瘍、潰瘍性大腸炎、気管支喘息、慢性関節リウマチなど）について神経症と比較して、質問紙法により何人かの精神科医から回答を求めている。その質問は一七項目でそのうち八項目がアレキシシミアと関連する鍵質問と指定されている。

（1）感情よりも事実関係を細部にわたってくどくど述べるか？
（2）適切な言葉を用いて情動を記述するか？
（6）豊かな想像力をもっているか？

（7）行動によって情動を表現するか？
（8）行動によって葛藤を回避するか？
（12）感情よりもむしろ出来事をとりまく状況について述べる傾向があるか？
（13）気持ちの通じ合いが困難であるか？
（16）思考内容が想像や情動よりもむしろ外面的な出来事に関連しているか？

アレキシシミアにはこれらの八項目すべてが該当する（得点八）ことを前提として調査が行われたが、その結果、二五例の心身症の得点合計は一一八であったのに対し、二五例の神経症では七二であったという。この成績からシフニオスは、アレキシシミアは心身症に特徴的であるが、神経症にもかなり認められ、さらに薬物嗜癖、アルコール中毒、パラノイドパーソナリティあるいは境界パーソナリティにも見られると述べている。

この質問項目を見ても、アレキシシミアの判定が相対的なもので、患者と面接者のそのときの関係や面接者の主観に大いに左右されるものであることがわかる。私どもの経験で、同一の患者に治療者が二人以上かかわっている場合（精神療法家と管理医など）、その患者がアレキシシミックかどうか、同一の時点で判定しても、治療者によって判断を異にする場合があった。また、精神科医である私がみる心身症者は古典的心身症はむしろ少数であり、行動化と心身症症状を合わせもつパーソナリティ・ディスオーダーの患者や、あるいは身体症状が前景に立つ神経症ともいえる症例が多いが、これらの患者にもアレキシシミックな特徴が多かれ少なかれ認められることが多い。

ボレンスら[30]は「アレキシシミアは社会的現象にすぎないか？」という論文において、アレキシシミアと呼ばれるものは多少とも社会的に低い階層（限られた教育しか受けず、収入も少ない人たち）に見られることが多く、社会的に高い階層（教育程度が高く、収入も多い）にはあまり見られないとして、心身症的現象と呼ぼれているものは実は心身症的現象ではなく社会的現象であると主張している。

アレキシシミアなる現象はたしかに存在するが、必ずしも心身症に特有のものではなく、他の病態や正常人にも見られ、あるいは社会的階層と関連して出現する現象であるかもしれない。

（2）アレキシシミアと治療者・患者関係

先に述べたように、アレキシシミアという現象は古典的心身症の患者に精神分析医が精神分析療法を行う際にもつ印象に由来する。そもそも、身体症状をもつ患者が自分の「身体疾患」を「心因性」のものと意識していない場合、心理学的接近に対して何らかの抵抗を示すことは当然と考えられる。患者自身が多かれ少なかれ疾患の心因性を意識していて、内的体験をむしろ進んで語る神経症者と較べれば、心身症患者は面接場面で相当異なった態度を示すことは十分ありうる。心身症者には感情体験や空想生活が乏しいとされているが、これには面接状況そのものの寄与も考えられることで、すでにウォルフ[31]もこの点にふれている。こういう、患者としては無理のない反応を、精神科医が病理的現象と即断することのないよう留意すべきであろう。

また、精神科医とりわけ精神療法医は感情の言語化や内的体験の表出に大きな価値をおいており、自身もそういう点に平均以上に長けていることが多い。もともとそういう人たちが精神療法医になりたがるのかもしれない。したがって、患者がそういう能力に乏しい場合、そのことが人一倍目につき、そういう能力の乏しさを必要以上に劣ったもの、病理的なものと考える危険もある。精神療法家の方が、平均人から較べると感情の言語表現や内的体験の表出をむしろ偏愛する特殊な人間かもしれないのである。

一方、アレキシシミアという現象を患者の深い病理の反映とみる立場もある。テイラー(32)は「アレキシシミアと逆転移」という論文のなかで、アレキシシミックな患者からの投影性同一視を治療者が再投影して、「患者は神経生理学的欠陥をもったある種の機械的存在だ」とみなすようになるのかもしれないという。つまり、患者が治療者に惹き起こす平板、退屈、欲求不満といった感情がこの再投影を促し、患者は難攻不落の壁により阻止されているから力動的精神療法には適さないという結論が合理化される。しかしこういった感情を治療者の逆転移ととらえることによって、はじめて患者の精神内界に接近することができる。そして「退屈《ダルネス》というものは自我の飢餓の状態であるから、自我にとって危険なものである。退屈な状況は自我にその認知能力や運動能力を適用する機会を与えない。したがって自我は失業状態という絶望的な状況におかれ、精神的な死に直面する。その結果は崩壊である」というグロッジャンの言葉を引用し、次のようにいう。この自我の飢餓は不快なものであるから、それに対する通常の反応は攻撃的な空想でもって応じることである。「死ぬほど退屈」deadly dull とか「退屈のあまり死んでしまう」bored to death という表現は、そういうときに生じるかもしれぬ激しい殺入的空想を暗に示している。もし治療者が自我統制を緩めれば口唇加虐的《オーラル・サディスティック》な、そして口唇愛的《オーラル・エロティック》な空想を経験するかもしれない。そして、これは離乳に対する幼児の反応によく似ているという。つまり、患者から興味ある空想や感情を与えられることを期待していた治療者がそれらが与えられないときに抱く感情は、離乳される幼児の感情と対応するという。そしてそれは患者の感情の投影されたものだというわけである。

テイラーは、アレキシシミックな患者への接近においては対象関係論に基づいて医師・患者関係の無意識的な交流を積極的に分析することが必要だとしている。そして逆転移を創造的に利用することにより、患者のアルカイックな内的世界へ接近し、心身症的疾患の発生に大きく寄与している原始的な内面化された対象関係を転移のなかで出現させることができると主張している。

アレキシシミアという現象を面接状況に対する患者のむしろ正常な反応と見るにせよ、患者の内面化された原始的対象関係の反映と見るにせよ、治療者・患者関係のなかで事態をとらえることが重要であることは変わりがない。臨床医としては常にこの基本的立場に立って、患者ひとりひとりのアレキシシミアの性質と程度を考えてゆくべきであろう。

三　心身症と行動化

(一) 心身症者と行動化

はじめに行動化（アクティング・アウト・ビヘイヴィア）とはどのようなものをいうかを説明しておく。

行動化（アクティング・アウト）とは狭義には、精神療法過程のなかで患者が自己の感情を自覚し言語化することに対する抵抗の意味をもって現れてくる面接場面外での言動および面接場面内での行動をいう。ここでは行動化（アクティング・アウト・ビヘイヴィア）という言葉を広義に用いる。すなわち、人が感情体験を自己の内界に保持することができず、行動の形で発散するものをいう。したがって、その行動の真の動機はその当の人物には自覚されない。しばしば、万引、飲酒、自傷行為といった社会的問題行動や広い意味での自己破壊的な行動の形をとる。

精神科に受診する心身症患者のなかには、心身症症状とともに何らかの行動化を示す例がめずらしくない。両者を併存させている例もあり、交代に出現させている例もある。すでにスパーリング[33]は一九六八年に「同一患者においてアクティング・アウト・ビヘイヴィアと心身症症状が交代することは、心身症患者を精神分析的に治療している人たちにはよく知られている」と述べている。私の経験でも精神科に受診する心身症患者（そのほとんどはまず身体各科に受診しそこから紹介されてくる）のなかには、かつて行動化があってそれが心身症症状と交代した例、両者の併存する例、あるいは今まで見られなかった行動化が治療中に出現してくる例がしばしばある。しかし、スパーリングも指摘しているように、こういう患者についての他科医からの紹介状には身体症状についての記載はあっても行動化についてはほとんど記載がない。つまり他科医は心身症患者に行動化があってもそれに気づかないか、または気づいていてもそれを心身症症状との関連でとらえたり、心身症症状と行動化を同一のパーソナリティの異なった様相としてとらえることが少ないように思われる。患者の方も身体医にはもっぱら身体症状を訴え、自己の他の側面については語らない。まして行動化は自我親和的なものであるから、患者がこれをみずから問題視して訴えることは少ない。また、そもそも身体医学というものが患者の身体症状にのみ目を向け、患者の生活やパーソナリティに目を向けることが少ない。

精神医学には昔から症候移動という概念がある。ある特定の精神医学的症状が治療によって消失しても、その症状の背後にある不安や葛藤が解消されない限りまた別の症状が出現することをいう。心身症症状と行動化の交代する場合、これを症候移動ととらえることができる。しかし、両者の内的関連については突込んだ議論がなされていないように思う。また、子どもの行動異常として精神科に受診する患者のなかには何らかの心身症症状を示すものが多いが、こういう子どもに見られる行動異常と心身症症状の併存は子どもの心身の未分化として説明され、いま一歩突込んだ分析のなされていないうらみがある。

われわれ精神科医が行動化という言葉からすぐに思い浮かべるのは境界例《ボーダーライン》である。私自身のみた行動化を示す境界例を検討してみたところ、そのほとんどの例で何らかの心身症症状が認められた。昨今では境界例という診断はパーソナリティ構造について下されるから、症候論的にはさまざまな症状があってさしつかえないわけで、心身症症状を呈することもありうるわけだが、従来境界例の心身症症状あるいは身体症状についてはさほど注目されず、論じられることが少なかったように思う。それは、たとえばうつ病の身体症状が盛んに論じられることと比較すれば明らかである。つまり、精神科領域では心身症症状と行動化との併存あるいは交代性出現という事実は知られてはいるけれども、それにふさわしい注目と検討を受けてこなかったように思われる。

症例の概要

番号	性	初診年齢	心身症症状	行動化	精神症状
1	男	14	微熱，舌炎，口内炎，腰痛，毒素充満感，過食	道にひっくり返る，眉毛をそる，自傷行為，過激な運動	強迫観念，強迫行為，恐怖症，空虚感，寂しさ
2	男	23	胃炎，胃腸症状，蕁麻疹，頭痛，一時的な摂食と痩せ	過激な身体運動，交通事故，一時的な多買	不安
3	男	40	気管支喘息	過激な学生運動，過度な労働，上司とのトラブル頻発	亜昏迷状態，抑うつ，希死念慮
4	女	19	便秘，過食･拒食，倦怠感，頻脈	リストカット，薬物多量服用，母親とのトラブル頻発，異性との問題行動	対人緊張，無気力，空虚感，寂しさ，抑うつ
5	女	20	微熱，頻尿，蕁麻疹，過食・拒食，生理不順	性的問題行動，リストカット，薬物の多量服用	空虚感，焦燥感，希死念慮，離人感
6	女	22	過呼吸発作，動悸，過食，太ることへの恐怖	薬物乱用（シンナー・覚醒剤），ヤクザとの交際，自傷行為，薬物多量服用	空虚感，焦燥感，希死念慮
7	女	23	腹部緊満，発熱，頭痛，体重の著しい増減，嘔吐，ポリサージャリー	リストカット，薬物多量服用，自傷行為，母とのトラブル頻発	空虚感，焦燥感，希死念慮，一過性の被害関係念慮

（第16回日本心身医学会中部地方会で発表した表）

私はここで、心身症者には行動化を伴う例が決してめずらしくないという事実をまず指摘しておきたい。こういう点に注意を払って病歴を聴取すれば、今までそうでないと見えていた例からも心身症症状と行動化の併存や交代がしばしば発見されるのではないかと思う。以前に「心身症と行動化」[34]と題して短い報告を行ったときの症例一覧を示す。はじめに心身症症状と行動化が交代に出現している例を述べる（次頁からの症例番号は表の番号に同じ）。

症例6　二二歳　女性

主訴：過呼吸発作、動悸、過食、太ることへの恐怖

成育歴、現病歴：一四歳ごろから「つっぱり」グループに入り、シンナーを吸い始める。「不良少女」であった。女子高校を一年で中退。暴力団関係の男性と交際して、シンナーを常用。一六歳で家出して、彼と結婚。一七歳のとき妊娠を知ってシンナーをやめる。女児を出産。しかし夫はシンナー常用を続け、仕事をしなかった。患者は夫によく殴られたという。一九歳のとき離婚し、子どもは患者が引き取った。二〇歳で今度は「真面目な」男性と再婚。二一歳で第二子を出産。第一子もまだ小さいし、子どもがうまく育てられるかどうか不安であった。夫が短気で、上の娘をよく叱るのが、自分が叱られるようで辛い。しかし連れ子で再婚した引け目があり、我慢していた。しだいに頭痛いらいらが生じる。出産後三カ月ほどしたある日、夫と口論したあと突然呼吸が苦しくなり、のぼせたようになって倒れる。救急車で病院に運ばれ、過呼吸発作と診断される。その後内科で不眠症、産婦人科で自律神経失調症、神経内科で心身症といわれる。

勧められていやいや某精神科クリニックに通院していたが、夏になって動悸、のぼせ、手足のしびれが増悪。某精神病院に入院したが、病棟の雰囲気がいやで一〇日間で退院。このころからむやみに食欲が亢進し、三カ月ほどの間に体重が四〇キログラムから五〇キログラムに増える（身長一五五センチメートル）。食物をただ胃に詰め込むように食べてしまう。太って醜い姿になるのがいやで仕方がないが、過食が止まらず、そういう自分では生きていたくないと睡眠薬を一度に一週間分服用。必ずしも死にたいのかどうか自分でもはっきりせず、ともかく逃げたかったという。

最近今までの症状に加えて、めまい、微熱、のどの痛みがあり、某医で中耳炎といわれる。これらの症状が改善しないので一度心身の精査を受けたいと、実母に伴われて総合病院の精神科である当科を受診した。

初診時、患者は明るい服装をして化粧もきれいであり、ニコニコと人当りもよく、一見したところ「育ちのよいお嬢さん」といった印象である。しかし右上肢に刺青を消した跡があり、かつての「不良少女」ぶりを窺わせる。患者は「現在の夫と結婚するころから昔の自分とはがらりと変った。今は悪いことをする人は許せない。テレビに悪人が出てきても腹が立つ」という。昔は昔、今は今といった態度で、その不連続性をとくに問題視はしていない。

この例では行動化と心身症症状があざやかに交代性に出現している。患者自身は両者を無関係ととらえ、今までに受診した身体医には過去の行動化についてはほとんど何も語っていない。当科での治療のなかでは、現在の夫に引け目を感じて気をつかい自己主張ができないことが語られ、空虚感、抑うつ感、希死念慮がしきりに訴えられるようになってきている。

次に行動化と心身症症状の併存する例を示す。

症例3　四〇歳　男性

主訴：亜昏迷状態

成育歴、現病歴：もともと負けず嫌い、融通がきかない、気が短い、じっとしておられないといった性格。地元の中学では開校以来の秀才といわれていたが、高校に入ったころから、それまでのライバルと離れたせいか張合いをなくし、成績が下り、投げやりな性格になった。一時期家出したこともある。兄弟が皆一流大学に入っていることもあって、三年浪人して一流大学を目指したが結局無理で、東京の某私立大に入学。下宿で三人暮し。大学二年の秋に喘息の「宣告を受けた」。その後間もなく過激な学生運動に参加し、「英雄気取り」で行動隊長となって命がけで活動した。内科医から生活を安定させないと喘息が悪化し一命にかかわると再三いわれたが、無視していた。しかし、しだいに喘息が悪化し、このままでは身体が衰弱して気力が衰え、仲間を裏切ることになりはすまいかと恐れ、田舎に逃れて身を隠し、五年間肉体労働に従事。この間喘息の悪化のため二回ほど入院。その後、ほとぼりのさめたころに家族と連絡をとり、見合い結婚。叔父の関係の会社でなりふりかまわず懸命に働いたが、独走と見られ、仲間とうまくゆかず、虚無感に陥る。叔父とも対立しそこをやめ、三〇年間あまりあちこちの会社で苦労した。しばしば上司と喧嘩して会社をとび出し、職を転々とする。この間喘息の治療は断続的に続けていた。

四〇歳のとき再び叔父の会社に戻ったが、従業員の反対があって仕事がやりにくく、緊張した毎日だった。喘息が悪化して三日間入院。点滴中に不安に襲われ、「まだ死にたくない」と大声を出した。退院後も焦躁感に駆られ、自分で自分を傷つけたくなったり、子どもに暴力を振るいたくなる。そういう自分が怖くなる。内科医の勧めで精神科を受診。

初診時、患者は「こんな状態になったのは点滴のせいと思いたい。精神病の烙印を押されたくない」という。学生運動や上司との喧嘩などについてはほとんど語らず、もっぱら喘息の病歴を語った。私は患者に「不安、焦躁は長年の喘息と仕事のストレスに対する反応であろう」と説明し、外来通院を勧めたが、患者は精神科通院に積極的でなく、しばらく中断した。

患者の長年かかっていた内科主治医が一年前亡くなっていたが、その一周忌が近づいて、患者は自分がその医師に深く依存していたことにあらためて気づき、墓参りに出かけた。ところが墓の近くまで行ったら頭痛がして身体が金縛りになったように動けなくなり、発狂するのではないかという恐怖感に襲われた。死にたい気持ちが生じたが、そういう自分が怖くなり、かろうじて通行人に助けを求め、救急車で来院。

来院時、何を問いかけても身体を硬くしてじっとうつむいたまま何も答えない。亜昏迷状態であった。入院後亜昏迷状態はすみやかに消失。治療者にやや依存的となり、学生運動、頻回の転職、女性関係など行動化と思われることを打ち明ける。兄弟が皆社会的に成功しているのに、自分だけ挫折の連続であったという。また「この年齢になっても母を頼っている。病気のことも母に来てもらって訴えると安心する」と、内奥の依存心を語るようになる。

一カ月後には「いつまでもこんなことはしておられない」と退院。治療者の「休養も大切」という言葉にもかかわらず、再び日曜日も休まず猛烈に働くようになり、通院も不規則になりがちである。喘息は軽快しており、ステロイドは使用されていない。

この例では、過激な学生運動や再三にわたる職場のトラブルなどの行動化と、喘息という心身症症状が併存している。性格は一面きわめて活動的で達成欲求が強く攻撃的な面をもつ人であるが、他方依存心の強いところも見られる。あたかも行動化と心身症症状が性格のそれぞれの面を代表しているかのごとくである。過去の内科治療においては喘息のみが問題とされ、行動化についてはふれられていなかった。

もう一例を示す。この例はすでに詳しく報告したことがある[35]が、心身症と行動化の問題を検討するにあたって示唆するところが大きいので、いま一度要約して提示する。

症例7　二三歳　女性

主訴あるいは主問題：持続的で高度な腹部緊満を主訴として、内科医より某精神病院を紹介され、そこからさらに紹介されて私のところへ受診。発熱、頭痛、腹痛、生理不順、全身倦怠、意識喪失発作などの多彩な身体症状、鎮痛剤などの薬物乱用、手首自傷《リストカット》、頻回手術《ポリサージャリー》などの行動化と思われる問題行動がある。しかし患者の訴えはあくまで腹部症状が中心であって、薬物乱用、リストカット、ポリサージャリーなどは身体症状とそれに対する周囲の無理解に対するある意味で当然の行動と患者はとらえ、自我異質的な症状行動とは見なしていない。

成育歴：患者によると、父は無口で働き者の職人。患者が子どものころは厳しかったが今はやさしく、患者にとって「恋人のような存在」。母は口やかましくよく気が変わり、一貫性に欠ける。長兄を溺愛し、患者には恩着せがましい態度をとる。父母の間に話し合いがなく、家の中はばらばらであった。

患者は子どものころ身体が弱かったが、小学生のころは明るく勝気に振舞うようになった。しかし中学二年生のとき、三人組だった友だちから仲間はずれにされ、ついで、もっとも頼りにしていた姉が結婚して家を去り、患者はとり残されて淋しい思いをした。中卒後洋裁学校に二年間通学。経済的に恵まれなかったため小遣いが少なく、友だちつき合いで肩身の狭い思いをした。洋裁学校卒業後デパートに就職し、人一倍働いたが、上司や同僚の言葉に傷つきやすく、孤立しがちであった。

現病歴：就職後一年ほどした一九歳のころから心身ともに疲れ、目まい、腹痛、息苦しさなどが生じ、近くの病院を受診。そのころ病院で働くある男性と交際し始めたが、周囲の噂になり、男性の方から離れていった。

二〇歳の年の一月、意識喪失発作を起こし、救急車でA病院に入院。多彩な身体症状のため入院中に各科を受診。耳鼻科で鼻中隔湾曲症の手術（一回目の手術）を受ける。退院後、姉の出産を手伝いにいったおり、嘔気、嘔吐、呼吸困難を生じ再入院。各科で検査を受け、虫垂炎と診断されて手術（二回目の手術）。退院後も腹痛が続き、同年九月再び入院して遊走腎の手術（三回目）。同年一〇月ごろ入院中に腹部緊満をきたし、しばしば妊娠と間違われるようになった。同年一一月に痔の手術（四回目）。

二一歳の年の一二月、腹部緊満のためB病院に入院。各科に「たらい回し」にされて何十種類もの薬を服用。翌年五月、腹部緊満が持続し原因不明のため試験開腹手術（五回目）。その後も腹部緊満は消退しなかった。街頭で意識喪失発作を起こし救急車で運ばれることもあり、入退院を繰り返した。同年七月、外科にて再度の開腹手術（六回目）。九月、D病院にて痔の手術（七回目）。

二三歳の年の三月、E病院で心身症といわれ、F病院精神科を紹介され入院するも、「気違い扱いはいや」と短期間で退院。腹部緊満に加えて多彩な身体症状のため、自分で鎮痛剤などを買って多量に服用。各科の医師から「何ともない」「自分で病気をつくっている」などといわれる。病院、医師を転々とし、いわゆるドクター・ショッピングを繰返す。

二三歳の六月、G精神病院を受診し、そこからの紹介で私のところへ受診。初診時、患者は身長一五七センチメートル、体重六二キログラムとやや肥満気味、腹部緊満は高度であたかも臨月のごとくであった。今までの諸検査で腹部緊満を説明するに足る器質的所見に乏しいことから、心身症の一つである神経性腹部緊満症（亀田）を疑ったが、ほかにも多彩な症状や問題行動があり、症候論的には診断が困難であった。心身両面からの精査と行動化のコントロールを当面の目標として入院治療を開始した。精神科入院中はリストカット、自殺企図、性的問題行動、他患者や看護師とのトラブルなど行動化が頻発した。退院後は再び心身症症状が再燃したが、しだいに母子関係のなかでの問題が自覚され、見捨てられ感や抑うつが訴えられるようになった。約一〇年の治療経過を経て、ようやく安定した家庭生活が営めるようになっている。

この例では多彩な心身症症状と行動化が併存しているが、多少とも交代性が認められる。

こういった心身症症状と行動化の両者を示す例は、精神科に受診する心身症患者のなかには決してめずらしくない。

これらの症例の臨床的特徴を列記すると、

①心身症症状と行動化の両方を示す。

②全例とも心身症症状のためまず身体医を受診し、各科でさまざまな検査を受け「心身症」と診断されて精神科を紹介されている。すでに行動化が存在していても、患者の眼も身体医の眼もそこには注がれていない。

③彼らは身体的活動を好み、医師の勧めにもかかわらず休養をとることに抵抗を示す。

④内的感情を精神内界に保持し言語化することが困難である。つまり多かれ少なかれアレキシシミックな特徴を示す。この傾向は治療の初期に著しい。

⑤しかし、しだいに空虚感、抑うつ感が訴えられるようになる。この抑うつは成人のうつ病者に典型的な罪責感を主とした抑うついわゆる「罪責抑うつ」guilty depression ではなく、空虚感を中心とした

いわゆる「空虚抑うつ」empty depression である。

⑥ほとんどの例において希死念慮、自傷行為、薬物大量服用などの手段による自殺企図が認められる。

⑦性格を見ると、几帳面、徹底癖、完全主義、高い達成欲求と過度な努力といった強迫傾向と、内心の深い依存欲求とを合わせもつ。

⑧母子関係とくに母親からの分離個体化過程に何らかの問題のあることが窺われる。

⑨人格構造論的に境界人格構造《ボーダーライン・パーソナリティ・オーガニゼーション》と思われる例もある。

以上が心身症者であって行動化を示す一群の患者の臨床像である。すべての心身症患者が行動化を示すとは限らないが、こういう患者の存在に十分注意が払われていないために、行動化が見過されている例も多いと思われる。

(二) 心身症症状と行動化の内的関連

米国の精神分析医スパーリング(36)はすでに一九六八年、心身症患者と明らかな行動化を示す患者とのパーソナリティ構造の類似に注目している。スパーリングによると、心身症患者を受動的《パッシブ》な人物とみなすのは誤りであるという。彼らがそういう印象を与えるかもしれないが、それは疾患のために積極的な身体的活動が不可能になっているからにすぎない。実際には心身症患者は行動化患者と同様に過度《ハイパー》に活動的《アクティブ》な人物である。彼らは下痢においては腸管の攣縮《スパスムス》を通じて、せき、くしゃみ、気管支喘息においては気管支のスパスムスを介して、あるいは偏頭痛においては血管循環系のスパスムスを通じてハイパーアクティブでありうる、とスパーリングはいっている。

私も、すでに示したような行動化を顕在化させている例に関してはむろんのこと、心身症患者一般に関しても、非活動的な人が多いという印象は受けない。症例Kのように、身体の調子が悪くなるとかえって激しい運動をするという人もいる。彼らは医師の指示に抗してまで過度に働いたり、激しい身体運動をしたりして、休養をとろうとしない。

また、感情を精神内界に保持し言語化することが困難な点は行動化患者の特徴としてつとに指摘されているが、心身症患者のアレキシシミックな特徴の一つにも数えられる。この点も心身症患者と行動化患者のパーソナリティの共通性の一つである。

さらにスパーリングは、行動化患者の分析中に心身症症状が出現ないし再現するのを治療者・患者関係のコンテクストのなかで把握し、これを転移性の現象とみなしている。スパーリングはおおむね次のようにいう。

精神分析治療によって患者がその前エディプス的性格構造を維持してゆくことが脅威にさらされるようになると、患者は精神分析を中断して治療者との関係から逃れたいという無意識的願望を抱く。その願望が今度は強烈な分離不安を惹き起こし、解決不能な葛藤をつくり出す。それがまた、一層の行動化や挑発によって分析家の信頼性をテストしようという患者の要求を増大させる。こういう患者は分析家のほんのちょっとしたいら立ちや落着きのなさを拒絶と体験するので、行動化をやめない限り分析家が治療を終わりにしてしまうだろうという感情が患者のなかに生じてくる。行動化患者の精神分析において心身症症状が出現してくるのはこういう力動的状況においてであり、心身症症状の出現は患者の分析家へのまた分析への服従のしるしであるが、一方で分析家への反抗と分析家から逃れたいという願望は存続していて身体症状のなかに発散される。この時点で患者は分析家との間に「心身症タイプの関係」を確立（心身症症状がはじめて出現した場合）ないし再確立（幼児期の心身症症状が再現した場合）する。

　このタイプの対象関係をもつ人物には分離または分離の脅威が対象喪失を意味するので、彼らはこれに対して心身症的反応つまり身体症状でもって反応する。心身症タイプの関係においては、子どもは顕在的攻撃性や自立への努力の形跡を示すと母親から拒絶されると感じ、服従的、依存的であるときに愛され、かまわれると感じる。同様に精神分析状況において、行動化患者は行動化つまり反抗的のゆえに分析家から拒絶されると感じ、行動化を中止して服従すると愛してもらえると期待する。

　以上のスパーリングの記述は、マスターソン[37]が境界例について述べた分裂機制《スプリッティング》を彷彿とさせる。マスターソンによると、境界例は全体対象と関係をもつことができず、その対象関係は「愛情撤去型部分対象関係単位」ＷＯＲＵと「愛情供給型部分対象関係単位」ＲＯＲＵに分裂している。[38]すなわち境界例の子どもは自己主張的、自立的であるときに母親からの愛情が撤去されると感じ、退行的、服従的であるときに母親から愛情が与えられると感じる。愛情を供給する「よい」母親と愛情を撤去する「悪い」母親の両面をもった全体としての母親を認識することがまだできないのである。

スパーリングは境界例という言葉を用いていないが、彼女のいう「心身症タイプの関係」は境界例のもつ対象関係と本質的に同じもののように私には思える。

こういう「心身症タイプの関係」は長期的、巨視的に見て母子関係のなかに、あるいは治療者・患者関係のなかに出現するばかりでなく、微視的に見ればある一回の面接のなかにも出現する。その一例を示す。

神経性食思不振症の三〇代前半の女性。口やかましい父親とこれも口やかましく過保護の母親に育てられた。患者は従順に育ったが、高卒後父親の意に反して美容師になろうとしてはじめて父と激しく口論し、家出同然に家を出て、美容院に住み込む。その後しばらくして、患者がまだ父親と和解しないまえに、父親は急死した。やがて患者は、母親の強引な勧めで父の書生であった年長の男性と結婚。その後も母と夫に保護されるように暮してきた。二九歳のとき交通事故に遭い外科に入院。入院中に看護師から「太りすぎ」といわれて苦にしたのをきっかけにだんだん食べられなくなった。体重も著しく減少し、神経性食思不振症と診断されて内科で入院治療を受けるも改善せず、精神病院に転院、入院した。女性の精神科医が治療者となり、私がスーパービジョンをしている。治療初期には無断で離院したり、病室の窓ガラスを割ったり大声で喚いたり、リストカットをしたり、薬物を多量に服用して自殺をはかったりなどの行動化が頻発したが、入院後一年ほどしてしだいに安定してきた。しかし言葉による自己主張はなかなかできなかった。

そのころ、患者が以前親しくしていた友人（同年代の女性）の父親が死亡。友人から患者の自宅に連絡があったが、夫は患者を混乱させることを恐れてそのことを告げないでいた。のちに患者がたまたまその友人のところに電話したため、夫が友人の父親の死を患者に内緒にしていたことがわかる。患者は動揺し、また夫が内緒にしていたことに不満をもつ。そして、ある面接のなかで治療者に、「ひとりでお墓まいりに行きたい」という。以下その面接の一部分である。

患者「ひとりでお墓まいりに行っていい？」
治療者「病院の規則でひとりではいけないの。御主人といっしょなら」
患者「本当は行かない方がいいの？ 夫は先生がよいといえばひとりで行っていいって」
治療者「気分が落ち込むかもしれないけど、それ覚悟なら」
患者（しばらく沈黙）「ボロボロができた（と腕の発疹を治療者に見せ、治療者もそれを診察する）。それとこれ（と二カ月まえに骨折した手首を見せて）、痛みがあって……」
治療者（その手首にふれながら）「ずっと我慢してたの？」
患者「うん」

これはある面接のごく一部分である。
友人の父親の死がなぜこれほどこの患者を動揺させるのだろうか？ 彼女はなぜこれほどお墓まいりに行きたがるのだろうか？ おそらくここには患者自身の父親の死が多少とも重なって体験されているであ

ろう。患者が父の反対を押し切って（自己を主張して――この患者にはきわめて稀なこと）美容師になろうと家を出て、しばらくして父親が急死したので、患者は父親と和解しないままであった。彼女はおのれの自己主張が父親の死を招いたと感じ、罪責感を抱いたかもしれない。おそらくは相互に同一視し合っていたであろう娘時代の親友の父親の死が、自分の父親の死とつながってこの罪責感を甦らせて、彼女はお墓まいりに行って贖罪をしたいのかもしれない。

そして「ひとりで」行きたい。親友の父親の死を知らせてさえもらえない、ひとりの大人として遇してもらえない無力な幼児ではなく、自立した大人として行動したい。しかしその気持ちを強く主張することはせず、治療者の許可を求めるという形で表現している。今までの患者の行動化《アクティング・アウト》に困りはて、かつ患者が混乱することを恐れる治療者は、すぐに「ひとりで行ってよい」ということができない。しかし治療者は、この患者が自己を主張するたびに「否《ノー》」といわれ続けてきたことを知っているから、今また自分が「ノー」というのも心が痛む。そこで病院の規則を引合いに出す。さらに「ひとり」を主張する患者に対して、治療者は「気分が落ち込むのを覚悟なら」という。これはこの治療者のせっぱつまった正直な気持ちではあった。しかし、「あなたが自己主張すれば（ひとりでゆけば）気分が悪くなる。そうなっても私は関知しない」と患者を見放す（と患者には体験される）ことになってしまっている。

患者はこれに対して、治療者という対象を喪失することを恐れて心身症的反応を起こす。身体症状の訴えは、もし「ひとり」になったらコントロールを失うかもしれないという恐れの表明でもあろうが、同時に治療者への服従のしるしであり、治療者から愛を与えられたいという願望のあらわれであろう。治療者もこれに応えて発疹を診察したり、骨折部位にふれたりする。治療者は患者の「ひとりで行きたい」という要求が消失したことにいくらかほっとしつつ、身体症状を訴える患者を慰める。

この場合はその場で発疹や骨折が出現したのではなく、以前からあったそれらの症状に患者の意識が向けられたにすぎないわけで、「心身症的反応」といいうるかどうか疑問だが、こういった「心身症タイプの関係」が反復されるうちに心身症症状が固定化してくることは十分考えられる。おそらくこの患者の痛みはまさにこの時点で増強しているのであろう。

これはある一回の面接のなかでの微視的観察であるが、治療関係を巨視的に見た場合も、患者が治療者から見捨てられると感じる時期に心身症症状が出現することがある。たとえば、患者の症状がほとんど軽快して治療者が治療終了を考え始めたころに、それまで見られなかった心身症症状が出現したり、以前のそれが再燃したりすることはめずらしくない。彼らは心身症症状によって治療者との間に依存的関係をつくろうとするかのごとくであるが、同時に精神療法から逃れたいという欲求もそこに含まれている。治療者がこういう力動に十分気づかない場合、これらの心身症的反応が精神療法と無関係な身体病の発病とみなされて身体医によってまったく別に取り扱われたり、精神療法の中断を招いたりする。

こういうコンテクストで、先に述べた「不良少女」からがらりと人柄が変わった若い妻の例（症例6）を見ると、彼女の身体症状は現在の夫に見捨てられぬよう自己主張を抑制している彼女の心身症的反応と見ることができる。

心身症症状の出現ないし再燃を治療者・患者関係のなかで、あるいは患者と彼（彼女）にとっての重要人物との関係のなかで、両者の情緒的関係との関連においてとらえ、たんねんに見てゆくことが、幼小児期に淵源しているであろう心身症症状発症の力動を理解することにつながるであろう。

スパーリング[39]は、心身症患者と行動化患者のパーソナリティの共通性はまだほかにもあるという。両者とも緊張に耐えることがむずかしく、強い欲求をただちに発散させようとする。つまり衝動の処理の遅延を受け入れることができない。行動化患者は現実の外的対象との間で何らかの行為をすることによって、衝動の即時的発散を達成する。一方心身症患者はこれを身体内部の内在化した対象との間で何らかの行為をすることによって達成しようとする。ファンタジーによる充足を受け入れる神経症とは違って、心身症患者も行動化患者も彼らの衝動、願望、空想《ファンタジー》をアクト・アウトする必要がある。前者は内的にさまざまな身体症状によって、後者はさまざまなアクティング・アウト・ビヘイヴィアによって。

つまり心身症症状も行動化も、みずからの心にふれ、それを言葉で打ち明けることができないところに由来しているのである。

(三) 心身症者の自傷行為、自殺企図について

精神科に受診する心身症患者の行動化のなかには、一二五頁の表にも示したように自傷行為や自殺企図がしばしばある。初診時にそういう行動を認めない場合も（実は存在していても患者が語らない場合が多い）、治療経過のなかで自傷や自殺企図が出現する可能性を治療者は考慮に入れておく方がよい。

その理由をいくつかの観点から考えてみる。

一つには、彼らが身体医学の王国のなかでその存在を正当に認められず、各科を「たらい回し」にされたあげく拒絶され、どこからも苦痛を認めてもらえず、訴えを受け入れてもらえないので、絶望的になっているゆえであろう。胃潰瘍や喘息といった古典的心身症は身体病理が容易に認められるゆえに、身体医学の王国のなかでいわばれっきとした病気として認められていて、わが国ではほとんど身体医のみの治療するところとなり、そのためかえって心身症的取り扱いを受けることが少ないように思われる。精神科に紹介されてくる心身症患者は、身体症状があるがそれを説明する器質的所見が十分にはないか、あるいは器質的所見があるが同時に心理面、行動面で何らかの問題がある（と身体医が漠然とにせよ感じる）患者たちである。彼らはしばしば医師から「本当の病気ではない」といわれたり、「自分で病気をつくっている」といわれる。そして「もはや身体医学の対象ではない」と拒絶される。患者は自分が「病気」であることを証明しなくてはならない。さもないと身体医学の王国の住人であることから、つまり社会的に正当と認められた病者であることから排除されてしまう。そのためますます身体症状を増強させねばならず、ときには症例7に見られるように頻回に手術を求めるようにすらなる。つまり、受入れられるために自己をさらに重く傷つけねばならぬのである。しかも、そういう患者の（無意識的）努力にもかかわらず、彼らはついに身体医学の王国から追放されて精神科に「紹介」される。精神科への紹介は身体医の側の拒絶と、職業的義務を果たそうとする努力との妥協の産物であることがしばしばある。彼らは精神科に来るまでにすでに拒絶されて傷ついている。その上精神科に受診すること自体が彼らの自尊心を傷つけ、彼らの内奥にある発狂恐怖を刺激する。強迫的性格でコントロールを旨としている彼らは、自分がコントロールを失うことすなわち発狂することをひそかに強く恐れている。こういう絶望的状況が彼らを自傷や自殺企図へと駆り立てるのであろう。

二つには、こういう医療からの見捨てられが彼らのパーソナリティ構造のなかに深く刻印されている「見捨てられ感情」と共鳴し、「見捨てられ抑うつ」abandonment depression[40]を惹き起こすのかもしれない。「心身症タイプの関係」がもはや対象を引き止めえないとき、彼らは希望を失い、抑うつに陥る。この抑うつの中心は無力感であり「空しい」という感覚であって「空虚抑うつ」と呼ぶにふさわしい。「すまない」「申しわけない」といった罪責感を中心とする「罪責抑うつ」とは異なる。おそらくは、自己と対象のいまだ完全には区別されていない対象（母子未分化な状態での母）の喪失が、生命的に重要な自己の一部の喪失、あるいは自己の存在基盤の喪失として体験されて、無力感、空虚感として表現されるのであろう（これに対して罪責抑うつでは、すでに対象から分離した自己が対象に対して「すまない」と感じていると思われる）。空虚抑うつに陥る患者たちは、重要な対象から分離した個としての自己をまだ確立していない。個としての自己のなさは「何もない」という感覚を招来し、つながりを断たれて死すべき存在だとの感覚を生じさせるのであろう。

三つには、自己の身体に対する彼らの態度に注目する必要がある。彼らにとって身体は自己のものでありながら本当には自己のものでない。何ほどか自己から疎遠な対象であって、かつてあるいは現在も他者（多くの場合母親）のコントロール下にある。

ある神経性食思不振症の女性は、青年期に入っても、赤ちゃん用の食事の容器に母親によそってもらって食事をしていた。自分ではどれだけ食べてよいかわからない。自分が太っているのかやせているのかもわからない。自分では食べすぎたはずだと思っても、母親が「食べすぎていないよ」という。自分ではおなかが空いているのか満腹なのかよくわからないから、母親のよそってくれるままに食べているのだという。つまり彼女の食欲も体重ももっぱら母親のコントロールと操縦下にあって、彼女自身のものとなっていないのである。

　このように自己の身体とその機能を他者によってコントロールされていると、彼らは自身の身体とその機能に関して無関心となる。彼らは自己の身体に注意を払わず、ときには生命の危険があるほどの重篤な状態に対してすら関心を示さない。クリスタル[41]は心身症者には「自己に対するケア《セルフ・ケア》関心」の危険なまでの欠如があるという。こういうセルフ・ケアの欠如は身体医学の諸検査や手術に受動的にさらされ続けているうちに一層著しくなる。彼らは自己の身体を他者である身体医学に譲り渡してしまう。そしてこういう身体への態度は、自己の生命への温かい関心の欠如へとつながり、自傷や自殺へとつながってゆくであろう。

　一方、心身症者には自己の身体に対する過度の心配、憂慮、詳細な観察やとらわれなどが見られる。これが身体医学的諸検査を要求する姿勢にもつながる。自己の身体に対する関心の欠如と過剰という二つのパターンが、同一の患者において併存したり交代に現れたりすることもある。たとえば、体重に過剰な関心を示し、食事の量に一喜一憂しつつ、他方、浮腫や栄養障害などの重篤な状態をほとんど無視する神経性食思不振症者。

　おそらくこの二つのパターンは彼ら（の身体）に対する母親の行動の反映であろう。母親が彼ら（の身体）に過度の関心を示しコントロールしながら、彼らが本当に必要とするときに温かい関心を示すことができなかったのであろう。心身症者にとって「身体はそこで彼らの病的な対象関係が演じられるスクリーン」（クリスタル）なのである。

四　心身症と境界例

心身症者と境界例にはいくつかの共通性が見られる。心身症者の特徴としてとり出されたアレキシシミックな特徴、とくに感情を精神内界で体験し言語化することの困難性は多くの境界例患者の特徴でもある。アレキシシミアに対する精神療法上の工夫として語られていることは、古典的精神分析を境界例に適用する際の技法上の修正として語られることと重なり合うところが多い。心身症者も境界例も行動化する傾向がある。これらが今までに見てきた共通点である。心身症という診断で治療を行っているうちに、患者の境界パーソナリティ構造があらわになってくるという経験は、おそらく多くの精神科医によって共有されているだろう。

心身症者に対して精神療法的接近を試みるなかで、彼らのパーソナリティの発達の早期の歪みに注目している研究者は少なくない。彼らは心身症者の自我障害に着目し、心身疾患を神経症よりは重い自我の病態としてとらえ、境界例や精神病と類似の構造を考えている。

私も臨床経験から、心身症者にはかなり深いパーソナリティの障害があると考えている。その範囲は、強迫パーソナリティ、自己愛パーソナリティ、境界パーソナリティなどであり、これらが互いに重なり合いつつスペクトラムを形成している。心身症者はこのスペクトラムのどこかに位置づけられることが多い。症例の検討で詳述した症例Kは強迫パーソナリティ障害の方に近く、心身症と行動化のところでとりあげた例は自己愛パーソナリティ障害から境界パーソナリティ障害よりに位置づけられる。とくに症例7（腹部緊満の例）は典型的な境界パーソナリティ障害と思われる。

もっとも心身症者に深いパーソナリティ障害を見出すのはほとんど精神科医ないし精神分析医のようである。

これは、精神科医が患者の人生早期の発達の歪みにとりわけ着目するゆえにそこに病理を見出しうるのか、それとも、精神科医に受診するような心身症者には重い自我の病態が見られるが、身体各科を受診する心身症者はそれほどの自我の病態を持たないと考えるべきなのか。つまり心身症者には二つのタイプがあるのか。心療内科医の池見[42]は心身症を、主として現実のストレスゆえに発症する「現実心身症」と、主として性格の歪のゆえに発症する「性格心身症」にわけているが、精神科にはもっぱら「性格心身症」が受診しているのか。私には現時点で結論を下すことができない。心身症を広くとるか狭くとるかによっても見解が異なってくるであろう。今後リエゾン精神医学が発展し、直接精神科に受診しないさまざまな心身症者に精神科医のかかわる機会が増えて、観察、研究が進んではじめて明らかになるであろう。

ここでは、心身症者のパーソナリティ構造とくに自我障害に注目している研究者で、ドイツの精神分析医であるギュンター・アモンの説を紹介しながら、心身症と境界例（境界パーソナリティ構造）について検討する。とくにアモンを紹介する理由は、一つには、心身症者には境界例が多いという私の臨床的印象をアモンがより精緻に理論化してくれているように思うからであり、二つには、「心身症者は自己の身体（の一部）に対して否《ノー》という」というアモンの所説が、私が今まで述べてきた「心身症者の身体（の一部）は自己の内部にありながら外部対象化しつつある」という考えと共通するところがあり、互いに補足し合うことができると考えるからである。それにもう一つ、アモンは、ミッチャーリッヒを中心とするドイツ精神分析の主流からはどうも疎外されているらしい。私にはアモンの置かれているそういう学問的状況自体が、すでに述べてきたように心身症研究者の一つの宿命のように思えるからである。そういうわけで私はアモンに惹かれるのである。アモンの主著『精神分析と心身医学』はすでに一九七四年に原著が出版され、一九七九年、青木宏之によって邦訳されている[43]。私のアモン理解は青木の訳文ならびに解題に負うところが大きい。

アモンは人間の同一性の形成発達過程において身体と環境（主として母親）の意義を重要視し、身体と環境の相互関係のなかで一次的同一性、身体自我、身体自我境界が生じ、これが自我構造として内在化される過程とその障害に注目している。したがって心身症の素因の形成について早期の母子関係における障害の意義を強調し、「心身症をつくる母子関係」について論じている。アモンは大略次のようにいう。

心身症者の母親自身が原集団（家族）およびさらに広い環境のなかで固有の自己同一性を発展させることに失敗していて、その同一性の欠如を「完全なよい子どもの完全なよい母親」になることによって代償しようとしている。こういう母親は新生児の身体的無力さと不完全さとを、とくに子どもが期待した性でない場合に、著しい自己愛的損傷として体験する。すなわち母親は、子どもを一次的に欠陥があり不満足なものと体験し、子どもが何か身体的欲求をあらわすたびに、それを新たな、（母親自身の）自己愛的損傷として体験する。つまり自分が「完全なよい子どもの完全なよい母親」でありえぬことに傷つくのである。母親はこの持続的な自己愛的損傷に対する防衛として、子どもの生命表現、身体機能を支配する規則を子どもに押しつけ、子どもの内発的欲求を許さない。子どもがこれに抗議すると、母親は敵意と無理解でもって反応する。こういう母親は、子どもが身体的な病気になってはじめて「完全なよい母親」という無意識的自己像を確認することができ、その無意識的自己像ゆえに実際に病気の子どもに献身できる。すなわち、

「1、私の子どもは病気である。私はいま私の愛をすべて子どもに与え、配慮することによって、子どもの無力さと不完全さにもかかわらず、私がよい母親であることを証明するだろう（無意識的には、私の子どもは病気だから、私は罪悪感を抱かずに子どもを愛することができる）。

2、私の子どもは病気である。子どもが醜く、不完全であるからといって、私が非難されるはずはない（無意識的には、私が子どもを愛することができないのは、子どもがあるべき姿でないからである）。」

母親は病気の子どもにこのような二重の矛盾する伝達をする。母親はあからさまではないにせよ「子どもが健康に育っていると直ちに献身をやめ、子どもが症状移動や再発という形で再び病気になり、独立と自律への健康な要求を諦めると、再び母親として機能しはじめる」[44]。

こういうアモンの記述は、先に述べたスパーリング[45]のいう「心身症タイプの関係」と同一の事態を指していると思われる。アモン自身スパーリングを引用している。

私は、このアモンの見解は米国の境界例研究者の一人マスターソンの論述とも共通するところが多いと思う。

マスターソン[46]によれば、境界例においては対象関係単位の分裂《スプリッティング》が見られる。分裂機制とは、二つの部分対象関係単位が統合されないままに併存することをいう。それぞれの対象関係部分単位は自己の部分表象、母親の部分表象、両者の間に存在する気分の三者からなる。一つは、退行的でしがみつき的行動をとる、主体性がなく親のいうとおりになる受動的な自己の部分表象すなわち「すべてよい子」、それに承認支持を与える母親の部分表象すなわち「すべてよい母親」、そして、愛されているという気分、母親との再結合の要求の充足感からなる「よい気分」の三者からなる報酬（愛情供給）型部分対象関係単位ＲＯＲＵ（rewarding object-relations part unit）である。もう一つは、母親からの分離個体化に向けて子どもが自己を主張するとき、これに攻撃的で非難がましい敵意や怒りを向けて供給と承認を撤去する母親の部分表象すなわち「すべて悪い母親」と、悪い、無力な、罪ある自己の部分表象すなわち「すべて悪い子」、そして、見捨てられ抑うつ、怒り、恐れ、罪悪感、絶望、無力感、空虚感からなる「悪い気分」の三者からなる（愛情）撤去型部分対象関係単位ＷＯＲＵ（withdrawing object-relations part unit）である。分裂機制はこの二つの部分対象関係単位をそれぞれに結びついた感情とともに分離したままにしておく。両者は意識には残るが互いに影響し合うことはない。これを外から見ると、あたかも二重人格のごとく、主人格と副人格とが互いに知的にはうすうす承知しつつも、感情的には不連続に交代性に出現することになる。これが境界例の中心的な病理である。こういう事態が生じるのは、マーラー[47]のいう、子どもの母親からの分離個体化過程（誕生から三歳ごろまで）とくに再接近期[48]において、母親が子どもの自立と成長をともに喜ぶことができず、子どもが分離し始めると「見捨てるぞ」という強迫を行い、子どもが受動的で退行的であるときにこれを奨励し、報酬を与え続けるからだという。

マスターソンとアモンは私の知る限り互いに引用していないが、アモンが心身症者の母子関係において観察しているものと、マスターソンが境界例の母子関係において観察しているものとは、本質的に同一の事態であると思われる。

私は臨床経験のなかで、境界例患者が身体の病気にかかったり重篤な自傷行為や自殺企図によって床についたりすると、母親がにわかに献身的となり、それまできわめて疎遠、敵対的であった母子関係が少なくとも当面のところ親密となり安定することをしばしば経験している。看病に献身する母親は「この子には苦労させられる」と口にしつつ、その顔が実にしあわせそうに見えることとさえある。おそらくこういった経験は多くの臨床家によって共有されていると思う。ただしこの場合の患者の病状は、現在の身体医学において正当な病気と認められる必要がある。つまり何らかの器質的基盤が証明され、れっきとした身体病として社会的に公認される必要があり、機能的症状の訴えのみでは母親の態度がなかなか変わらない。甘え、ジェスチャー、仮病の類いとみなされてしまう。患者は母親の愛情を獲得するために、訴えや症状をより重大なものにせざるを得ず、自傷行為や自殺企図も軽度なものからより重大なものへと変えざるを得ない場合がある。つまり子どもがより無力化するときにはじめて母親が献身するわけで、母子関係の一応の安定が子どもの自己主張や自立を犠牲にしたところに可能になるのである。

ただし、ときにはこの母親の献身が患者に充足をもたらし、患者のもつ母親イメージが変化して、そこから新しい母子関係が芽生えてくることもある。症例7は腹部緊満や腹痛を訴え再三にわたり手術を繰返したが、母親は、器質的所見がはっきりしないという医師の説明をきいて、娘に対して冷淡な態度をとっていた。しかし、患者が癒着もあって実際に吐糞したのを目撃してはじめて患者を「本当の病気」と認め、患者に対する態度を目に見えて改めた。そこから母子関係の変化が多少とも見られた。これに類する経験は必ずしも稀れではない。

境界例患者の治療や看護が頻発するアクティング・アウトなどのためにきわめて困難なときに、治療者である私は〈患者が身体の病気になってくれないかな〉などとふと思ってしまう。家族や社会がれっきとした病気と認め、患者が安心してベッドで寝ておられて、しかも予後がよい病気、たとえば単純骨折などがよいのだが、などと思ってしまう。はなはだ不謹慎な思い方だが、臨床家ならこんなふうにちらと思ったことがある人もあるのではなかろうか。ここには患者を幼児化した状態におきたいという治療者の無意識的な（あるいは意識的な）願望が作用しているかもしれないが、しかしだからけしからぬとばかりはいいえないと思う。身体の病気になることによって患者はいわば面子を失うことなしに、あるいは呑み込まれる不安なしに治療者に依存的になることができる。自責的にならずに休養をとることもできる。このことが患者に、今までの生き方を再検討する機会を与え、精神内界を見つめ再構成する時間を保証する場合がある。それに第一、看護師がやさしくなるから、患者も治療者もありがたい。病歴や治療過程を振り返ってみて、患者が実にタイミングよく身体の病気になっていることに感嘆させられることもある。患者の無意識の深い知恵が働いているのであろう。

このあたりのことについてアモンの見解は次のようである。

「この場合、心身症は二重の機能をもっている。すなわち、

1、心身症によって、母親は子どもに対する自己の両価性葛藤を回避し、自己の無意識的要求や不安と調和した形で、子どもに献身できる。母親は、病気の子どもの母親という代理同一性を獲得し、その代理同一性という役割において、子どもに対する自己の境界設定をし、それによって子どもに他の領域、たとえば知的活動の領域での境界設定を許すことができる。

2、子どもは、心身症という病気によって母親の無意識的両価性葛藤に適応することを通して、他の領域における自我発達の余地を与えられる。(49)」

この記述は、患者が身体の病気になることによって新しい母子関係の芽生えが促されることもあるという私の臨床経験と同様の事態を、それほど肯定的にではないにせよより厳密にとらえたものといえよう。アモンのいう「他の領域における自我発達の余地を与えられる」ということが、患者に何らかの達成を可能にし、母親もその領域における患者の達成を喜ぶことができて、母子関係の変化が生じるかもしれないのである。その間、患者、母親双方への治療的接近が行われれば、変化の可能性は高まるであろう。

ただし、患者が身体の病気になることによって母子関係に、あるいは治療者・患者関係にある種の安定

が得られることのなかにある危険性は、いくら注意してもしすぎることはない。治療者たるもの、「母親は、病気の子どもの母親という代理同一性を獲得し、自己の無意識的要求や不安と調和した形で、子どもに献身できる」というところを、「治療者は、病気の患者の治療者という代理同一性を獲得し、自己の無意識的要求や不安と調和した形で、患者に献身できる」と読み換えて、自戒する必要がある。

さらにアモンはいう。

「子どもは母親のためにいわば外的な症状保有者としての役割を果たすのである。母親は、固有の同一性不安のために偽りの母親としてしか機能できず、そのために自分が育てている子どもを病気にしてしまい、子どもは母親の自我の疵を満たす心身症という偽りの同一性を要求することしか許されないのである(50)。」

いささか母親に罪を着せすぎている感じがしないでもないが、患者と深くかかわる治療者は一度は母親を悪者と感じるものだと私は思う。治療者が患者に同一化する、それも患者が今まで十分に自覚せず生きてもこなかった部分に同一化することから避け難く生じる事態だと思う。かつての「統合失調症《ジゾフレノジェニック》をつくる母親《マザー》」という言葉、また昨今の、境界例の母親は境界例だとするマスターソンの主張(51)、そしてこのアモンの見解、これらのいわば「母親悪者説」「母親犯人説」の背後には、患者と深くかかわり患者（の一部）に身を重ね合わせる治療者の実感があると思う。こういう治療者の熱意と善意に免じて、「母親悪者説」に傾くこともいったんは許されるべきかもしれない。少なくとも、治療関係のなかで治療者が「悪い母親」とどこかで多少とも重なることを治療者が知っている限りにおいてではあるが。深くかかわるということには常に罪が含まれるもののようである。

ユング派には太母《グレートマザー》という概念がある。グレートマザーは全能でヌミノースな存在であり、産み養い保護するよい母と、子どもを放さず呑みこんでしまう悪い母の両者を一身に体現している。この両者は正反対の両極に存在するのではなく、養い、あたため、拘束する母なるものの本質の表裏なのである。

「母親悪者説」もこの母なるものの二面性への洞察であり、子どもの成長に母親の果たす役割がいかに大きいかの認識であろう。わが国の小児科医久徳重盛[52]のいう「母原病」なる言葉も、この観点から理解されねばなるまい。私の臨床経験上、心身症者の母親がすべてアモンのいうような母親であるとは思わないし、マスターソンのいうように境界例の母親がすべて境界例であるとは思わない。一見そのように見える場合も、罪は母親のみにあるのではない。病理はどちらか一方の内部にあるのではなく、両者の関係にあり、患者も母親もその病理にとらえられた存在であって、そこから脱出させられるべき存在なのである。

アモンの意図は母親を悪者にすることにあるのではなく、心身症的症状行動が個人心理学的枠組みのなかだけでは十分に把握され得ない対人関係的現象であることを示すことにある。アモンはいう。

「私（アモン）の見解によれば、むしろ精神的障害という表現であれ身体的障害という表現であれ、それはいずれも心身の発達という対人関係過程における障害を示しており、したがって病理がいかなる形態、すなわちたとえ個人の疾病という形をとって現われようとも、それは病者がその構成員である集団における相互作用の病理性に帰着し、病者はその集団の病状保有者という役割を果たしているのである。[53]」

心身症患者の病歴を見ると、彼らが家庭内の葛藤を和らげ家庭の崩壊を防ごうとして懸命に努力したことが窺われる例がよくある。

ある神経性食思不振症者が治療のなかばのころの面接で述べた言葉を引用する。

「母の実家が父を嫌っていた。母の実家へゆくと父の悪口ばかり聞かされた。酒呑みで背も低いと。自分は父に似ているといわれた。母の手伝いをしないと、父が母から「子どもをあまやかすから」と文句をいわれる。そういわせないために母を手伝っていた。私が病気になったころ、両親の間に別れ話があった。父に女性がいた。父母がはっきり離婚できない理由は私にある。「親としての責任があるから、病気のおまえがいては別れられない」と父がいう」。治療者が「あなたの病気が両親の破局をくい止めたみたいですね」というと、彼女はしばらく沈黙したあと「自然にそうなった」と答えた。

彼女は父母の対立を緩和しようとけなげな努力をし、ついにその努力の及ばぬ状況に至って発症している。臨床家なら、これほど端的な例でなくても似たような例を思い出されることと思う。つまり、病者の発症は家族という集団の病理的障害によるのであって、病者はその集団の症状保有者になるのであるが、同時に、発症することによって家族のそれ以上の崩壊をくい止める役割をも果たすのである。

さらにアモンは心身症を自我境界の構造的障害と関連させてとらえている。

「母親が、子どもの未分化な早期の身体的表現を器官言語あるいは身体言語として理解し、こういう言葉の中に表現された欲求と感情に適切に応えることができたときにだけ、身体自我境界と身体的存在感情の形成という意味で、子どもの身体的自我発達が可能になる。これに対して子どもの欲求に対する母親の経験不能、子どもの早期の表出に対する不十分で不安定な反応は、身体自我発達に重篤な障害をもたらす。[54]」

これはブルック[55]の神経性食思不振症についての認知障害説を想起させる。赤ん坊が泣いているとき、たとえばお乳がほしくて泣いているのか、おしめがぬれて泣いているのか、抱いてほしくて泣いているのかを母親が適切に判断し応答してやることによって、赤ん坊の欲求が分化し発達してくる。これを、たとえばおしめがぬれているから泣いているときにお乳を与えられるといった、母親の読み取り間違いが繰り返されると、赤ん坊は自分の欲求を分化させ認識することが不可能になる。つまり、母親が子どもの要求を経験する能力が乏しく、子どもの前言語的な身体言語を意味のあるものとして理解し応答することができないと、幼児の自我境界の形成が困難になるのである。

「母親や集団が幼児の欲求を感じとれない場合——しばしば、あからさまに敵対的な拒否、あるいは単なる無関心という形で——幼児はそれを見捨てられるという存在不安として体験する。幼児の脆弱な自我境界は、内外の非自己内容の氾濫によって脅かされ、自我感情は解体せざるを得ない。この危険に対する原初的防衛過程の中で、柔軟な自我境界の設定——内界および外界にむかって自由な交流を可能にする自我同一性の器官という意味で——に代わって、それに関連する自我の全経験領域の分裂と、それに対応する現実領域の否認が生じる。いわば自我という地図の上に空白が生じるのである。[56]」

このようにして自我境界の形成に構造的、自己愛的欠陥が生じるが、アモンはこれを「自我の疵」と呼ぶ。かくて、心身症者は自我境界の障害のために、現実の母親、家族、あるいは社会に対して否《ノー》ということができず、自己の身体に対して否《ノー》という。そして心身症症状でもって自我の疵を多少とも埋めることによってなんとかして自我の境界を形成しようと努力する。こういう幼児は外的現実の要請に対する過剰な適応を発展させているが、自己の同一性の積極的規定を要求されるときには、心身症者という偽りの同一性に逃避することになる。

以上のように、アモンは心身症を原初的自我疾患として位置づけている。アモンのいう原初的自我疾患には神経症領域から精神病領域における広がりがあるが、そのなかで心身症は神経症と精神病の中間の領域に位置し、性倒錯、嗜癖、境界例の構造と力動に対応する。すなわち心身症者の身体は、倒錯者の相手、嗜癖者の薬物と同じく、内的対象であると同時に外的対象として体験されているという。

すでに述べてきたように、心身症者は身体について語るとき、それを自己に所属する未分化な温かい親密なものとして体験し語るのではなく、自己から異化しつつあるものとして、あたかも外部対象であるかのごとく体験し、それを愛するがごとく憎むがごとく、ふれ、語る。心身症者にとって病める身体（部位）は自己の内部にありながらあたかも外部対象のごとく体験されているのである。私のこういう臨床的観察とアモンの理論は符合するものと考える。

文献

（1）一九七六年、ハイデルベルグで行われた第一一回の European Conference on Psychosomatic Research ではアレキシシミアが中心的テーマとなっている。その成果は、Toward a theory of psychosomatic disorders, Brautigam, W., Rad. von. M. edt. Karger, Basel, 1977 にまとめられている。

（2）池見酉次郎（一九八〇）「神経症と心身症―アレキシシミアをめぐって」『心身医学』第二〇巻、一九三頁－一九九頁
（3）Sifneos, P. E.（1972）Short-term psychotherapy and emotional crisis, Harvard University Press.
（4）諏訪望（一九八四）「心身症概念の再検討」『精神医学』第二六巻、二三八頁－二四九頁
（5）前田重治（一九八〇）「心身症の精神分析的研究の最近の動向 主として失感情症の病理と治療をめぐって」『精神分析研究』第二四巻、七三頁－九二頁
（6）Sifneos, P. E.（1972）Short-term psychotherapy and emotional crisis, Harvard University Press.
（7）Sifneos, P. E.（1967）Certain common characteristics of outpatients suffering from a varaiety of psychosomaticillness, 7th European Conference on Psychosomatic Research.
（8）Philippopoulous, G. S.（1977）Some remarks on the etymological and grammatic aspects of the term 〝alexithymia〟 Psychother. Psychosom. 28; 68-70.
（9）池見酉次郎、前掲論文
（10）Sifneos, P. E.（1975）Problems of psychotherapy of patients with alexithymic characteristics and physical disease, Psychother. Psychosom. 26; 65-70.
（11）Krystal, H.（1979）Alexithymia and psychotherapy. American Journal of Psychotherapy, 23; 17-31.
（12）Sifneos, P.E.（1972/73）Is dynamic psychotherapy contraindicated for a large number of patients with psychosomatic disorders? Psychother. Psychosom. 21; 133-136.
（13）Sifneos, P. E.（1975）Problems of psychotherapy of patients with alexithymic characteristics and physical disease, Psychother. Psychosom. 26; 65-70.
（14）Sifneos, P. E., ibid.
（15）McLean, P.D.（1949）Psychosomatic disease and the 〝visceral brain〟, Psychosom. Med., 11; 328.
（16）Nemiah, J.C.（1975）Denial revisited reflections on psychosomatic theory. Psychother. Psychosom. 26; 140-147.

（17）Hoppe, K. D., Bogen, J. E.（1977）Alexithymia in twelve commissurotomized patients. Psychother. Psychosom. 28; 148-155.
（18）Sifneos, P.E.（1974）A reconstruction of psychosomatic mechanism in psychosomatic symptom formation in view of rescent clinical observation, Psychother. Psychosom. 24; 151-155.
（19）Marty, P., de Muzan, M.（1963）La〝pensèe opératoire〟Revue Francaise de Psychoanalyse, 27; sappl. 1345-1356.
（20）Stephanous, S.（1975）The object relations of psychosomatic patient. British Journal of Psychology, 48.
（21）Stephanous, S.（1975）A concept of analytical treatment for patients with psychosomatic disorders, Psychother. Psychosom. 26; 178-187.
（22）Balint, M.（1968）The basic fault. Therapeutic aspect of regression. Tavistock Publications.
（23）Winnicott, D. W.（1965）The maturational processes and the facilitating environment. Hogarth Press.
（24）注（12）参照
（25）Krystal, H.（1979）Alexithymia and psychotherapy. American Journal of Psychotherapy, 33; 17-31.
（26）池見酉次郎、前掲論文
（27）遠山尚孝（一九七七）「心身症者の性格、適応様式および情緒の特質について」『精神医学』一九巻、一一三九頁－一一五〇頁
（28）諏訪望、前掲論文
（29）Sifneos, P. E.（1973）The prevalence of〝alexithymic〟characteristics in psychosomatic patients, Psychother. Psychosom. 22; 255-262.
（30）Borens, R., Grosse-Schulte, E., Jaensch, W. and Kortemme, K. H.（1977）Is alexithymia but a social phenomenon? An empirical investigation in psychosomatic patients, Psychother. Psychosom. 28; 193-198. In Toward a theory of psychosomatic disorders.

（31）Wolff, H. H.（1977）The contribution of the interview stuation to the restriction of phantasy life and emotional experience in psychosomatic patients. Psychother. Psychosom. 28; 58-67. In Toward a theory of psychosomatic disorders.

（32）Taylor, G. J.（1977）Alexitymia and the counter-transterence Psychother. Psychoson., 28; 141-147. In Toward a theory of psychosomatic disorders.

（33）Sperling, M.（1968）Actingout behaviour and psychosomatic symptoms : Clinical and theoretical aspects. The International Journal of Psychoanalysis, 49; 250-253.

（34）成田善弘・米倉五郎（一九八五）「心身症と行動化」第一六回日本心身医学会中部地方会

（35）成田善弘（一九八三）「心身症の症例研究」『岩波講座精神の科学４ 精神と身体』三五七頁－三八〇頁、岩波書店

（36）Sperling, M.（1968）Actingout behaviour and psychosomatic symptoms : Clinical and theoretical aspects. The International Journal of Psychoanalysis, 49; 250-253.

（37）Masterson, J. F.（1980）From borderline adolescent to functioning adult : Test of time, Brunner/Mazel.（作田勉ほか訳（一九八二）『青年期境界例の精神療法』星和書店）

（38）WORU withdrawing object relations part unit. RORU rewarding object relations part unit.

（39）Sperling, M.（1968）Actingout behaviour and psychosomatic symptoms : Clinical and theoretical aspects. The International Journal of Psychoanalysis, 49; 250-253.

（40）Masterson, J. F.（1972）Treatment of the borderline adolescent : A developmental approach, John Willey and Sons, Inc.（成田善弘・笠原嘉訳（一九七九）『青年期境界例の治療』金剛出版）

（41）Krystal, H.（1979）Alexithymia and psychotherapy. American Journal of Psychotherapy, 23; 17-31.

（42）池見酉次郎は昭和五〇年の第一六回日本心身医学総会の教育講演において、「心身相関のケースの中には、「比較的健康な性格の持ち主で、現実生活に対する一時的な神経症的反応として身体症状を呈していると思われる「症状（現実）心身症」とも称すべきタイプがある。これに対して現実的には特別なストレス状況はなくても、根深い性格的な

ひずみが内在しているために、自らストレス状況を作り出し、慢性の身体症状を呈したり、症状の再発を繰返したりする「性格心身症」とも称すべきタイプがある」と提唱している。（注（2）にあげた論文より引用）

(43) Ammon, Gunter (1974) Psychoanalyse und Psychosomatik. R. Piper & Co. Verlag, München.（青木宏之訳（一九七九）『精神分析と心身医学』岩崎学術出版社）

(44) 同訳書八九頁－九〇頁

(45) Sperling, M. (1968) Actingout behaviour and psychosomatic symptoms : Clinical and theoretical aspects. The International Journal of Psychoanalysis, 49; 250-253.

(46) 注（37）参照

(47) Mahler, M. S., Pine, F., Bergman, A. (1975) The psychological birth of the human infant. Basic Books Inc.（高橋雅士・織田正美・浜畑紀訳（一九八一）『乳幼児の心理的誕生 母子共生と個体化』黎明書房）

(48) 再接近期 rapprochement period 分化期、練習期につぐ分離個体化の第三段階で、およそ生後一四、五カ月から二四カ月までをいう。この時期は、今や分離した個体である母親を幼児が再発見し、母親のもとに帰還しようとする時期であり、幼児は自分の体験や所有物を母親と分かち合うことを切望する。分離が自覚され、幼児が傷つきやすい時期。

(49) アモン、前掲訳書、九〇頁

(50) 同九一頁

(51) 注（37）（40）参照

(52) 久徳重盛（一九七九）『母原病』サンマーク出版

(53) アモン、前掲訳書、九二頁

(54) 同訳書、七九頁－八〇頁

(55) Bruch, H. (1973) Eating disorders obesity, anorexia nervosa and the person within. Basic Books Inc.

(56) アモン、前掲訳書、八五頁

第四章　心身症の精神療法

心身症の治療は精神療法に限らず、自律訓練法、バイオフィードバック、薬物療法、あるいは集団療法、家族療法など多岐にわたっているが、私の臨床経験が精神療法それも主として個人精神療法に限られているので、その立場から書く。ただし、システマティックな理論や方法を提示することは現在の私にはまだ不可能なので、日常臨床のなかでの私の観察や実際上の、二、三の工夫を述べるにとどまる。大筋において力動的精神療法のつもりであるが、むしろそこに入るまでの導入期について述べることになるかもしれない。

一　休養の保証

身体疾患が進行している急性期には精神科医のなしうることはごく限られる。第一この時期に患者が精神科医を受診することは少ない。たとえ受診したとしても、患者の内的体験や成育歴を探るような時間を費やして、緊急に必要な身体的治療をおろそかにすることは許されない。

急性期にはまず患者に休養をとらせること、ストレスとなる生活状況からいったん患者を引き離すこと、そして十分に身体的治療を受けられるようにすることが必要である。ストレス状況からの離脱と休養によって、それ以上とくに専門的治療をしなくても患者の回復が可能になることもある。ところが心身症者は休養をとることが困難である。その理由の一つは、心身症者が周囲から、病気は「気の持ちよう一つ」だから休養よりも「病気に負けないよう頑張る」ようしばしば求められていることにある。この点神経症者やうつ病者が「怠け」や「精神力の不足」と見られやすいことと同様である。症状を説明する器質的所見が乏しいと、他科の医師は「病気ではない」と患者に保証するが、大方の医師の期待に反して神経症者も心身症者もこの保証を喜ばない。患者は自分の苦痛が正当に評価されないと体験し、さらに訴えを増強させる。こうして患者の側の苦痛の訴えと医師の側からの医学的根拠の否定という悪循環が繰返され、多くの心身症者が医師から「厄介な」「困った」患者とみなされるようになる。身体各科において心身症という診断が下されるときには、現代医学において正当と認めにくい、どこか本物でない病気といったニュアンスが多少ともつきまとう。一方では、精神科医が、精神病の診断書を書くことが患者の利益を著しく損うことを恐れるあまり、「心身症」という婉曲表現の（虚偽の）診断書を書くことすらある。こういう事態が「心身症」についての一般社会のイメージを一層混乱させ、患者自身のもつ疾病概念を歪曲させている。心身症者に休養をとらせようとする治療者は、まず「心身症」についての社会のもつ疾病概念と闘わねばならない。

また、心身症者自身もみずからに休養を許すことがむずかしい。彼ら自身心身症という診断を受け入れるのに抵抗を示す。れっきとした身体の病気にならかかってもよいが、「心身症」などというさんくさいものには誰しもかかりたくないのである。これはある程度無理からぬことである。「本物の」身体病患者が社会から受ける好意的な理解が、心身症者にはあてにしにくいという実情がある。彼らは心身症にかかったことを人格的敗北とみなし、自分の社会的威信が損われると感じる。ほかならぬこの自分がどうしてこんな病気になったのかと悔しがる。彼らは自己の人格の内部に問題があるとは認めたがらない。これを認めることは病気に対して自己の責任を問われることを意味し、「弱い」「劣った」人間とみなされることを意味する。精神科医の介入を受けることは自己の劣等性の証拠として体験され、ときには狂気への恐れを惹き起こす。こうして彼らは精神科に受診したがらず、精神療法を受けたがらない。

彼らが恐れるのは必ずしも社会的威信の喪失だけではない。すでに述べたように、心身症者は一般に行動的で身体を動かすことを好む。心身症者というと青白い顔をしてじっとしている病人を思い浮かべられるかもしれないが、実はそうでない。むろん病勢が進めば彼らといえども当然行動的でなくなり、ベッドに臥床するが、病勢が多少とも軽快すると、彼らはよく動く。医師の制止を振切って病前と同様な強迫的な仕事ぶりに逆戻りして再発を繰返す者も多い。すでに指摘したように、心身症者はアクティング・アウト患者に似ている。彼らは受動的、受容的な態度がとりにくい。休養をとるということが、彼らが内心恐れている受動性の露呈につながるので、彼らはこれを避けるのである。また、心身症者は自己の身体感覚の認知が適切でなく、疲労感すらなかなか感じられない。このことが休養の困難に拍車をかける。治療者は、心身症がれっきとした病気であって休養を必要とするものであることを患者に保証しなければならない。

二　病歴をとる

心身症者がみずから進んで精神科を受診することは少ない。彼らは身体各科を転々とし、「病気ではない」とか「自分で病気を作っている」とかいわれ、厄介な患者とみなされて、身体医学からいわば拒絶され排除されてやむなく精神科を訪れる。治療者は、患者が精神科に受診するまでにすでに幾度か傷ついて、無力感と絶望感を抱いていることを知らねばならない。彼らがすでに傷ついていることを知っておくことは、精神医学的治療に対する彼らの抵抗や否定的態度にこちらがすぐに反応してしまわないためにも役立つ。

初診時にはまず病歴をきくが、この際すぐに彼らの内的体験にまで立入ろうとするのには無理がある。まず身体の病気のヒストリーをきくべきである。これは患者にとってもっとも抵抗なく話せることである。ところが心身症者は身体の病歴さえ十分に聞いてもらっていない場合がある。いったん「心身症」というレッテルが貼られると、身体医は、心身症に関心のある少数の医師を別にして、患者の病歴にもはや慎重な注意を払わなくなる。患者の器質的病変が増悪していたり、ときには別の身体疾患が発症していても、心身症者の多彩な訴えの一つだとして見過されていることもある。だから精神科医といえども以前の身体医の診断をう呑みにすることなく、心身症と目される患者の器質的病変、とくに進行性の病変の有無に十分注意を払わなくてはならない。

身体医のなかには精神科医以上に安易な心因論に傾きやすい人もいる。私はここ数年の間に、あたかも心因らしき葛藤のあった中年男性の脳腫瘍患者、胃腸薬に含まれるフェノチアジン系薬物のためジスキネジアを起こした若い女性、肝性昏睡の前駆症状として精神不安定を呈した中年女性が、いずれもヒステリーとして精神科に紹介されてきた例を経験した。心身症という診断においても同様の危険性があると思う。身体についての病歴をたんねんにきくことは、この種の危険を避けるのにも役立つ。

身体の病歴をききながら、その病気を患者はどのようなものと理解したか、それに対してどういう感情を抱いたか、病気の見通しについてどう思ったか、死の不安があったか、あるいは家族や周囲がそれにどういう反応を示したかをきく。さらに、今までにどんな検査や治療を受けてきたか、どんな医師とかかわってきたか、今までの医療に対してどんな気持ちを持ってきたかをきく。つまり「身体の」病気にまつわる患者の情緒的反応、それをめぐる人間関係へと話題を広げる。病気をめぐる不安、死の恐怖、病気が生活に及ぼす影響などは、「身体の」病気に関して患者が抵抗なく語りうることであり、内心語りたがっていることである。身体医と競合することなく精神科医がききうるテーマである。

つまり、初診時あるいは治療初期にはあくまで医学的病歴《メディカル・ヒストリー》をきくのであるが、それに関連した患者の情緒的生活史《エモーショナル・ヒストリー》に目を向けながらきくのである。患者がメディカル・ヒストリーを語るというコンテクストのなかでおのずとエモーショナル・ヒストリーを語ることができるとよい。

さらに、発症、増悪に前駆する患者の生活状況、人生の出来事に目を向けるが、治療初期には、人生の出来事と心身症症状の意味関連をただちに立証しようとするのではなく、ただその時間的関係を患者との間で確認するにとどめる。患者はしばしば、人生のストレスとなる出来事と心身症症状との関連を、はた目には自明と見える場合ですら、否定する。自分のライフスタイルを再検討したくないのである。治療初期から患者のこういう態度をすぐに変えようとしても困難である。ただし治療者としては、心身症の発症を促す人生の出来事、ストレスの有無、病気を長びかせている葛藤の有無、患者の人生における症状の役割、意識的無意識的な症状の意味などを念頭におきつつきく。患者はこういう探索に必ずしも協力的でないから、患者の意識の許容する範囲でしかこういう探索はしにくい。しかし治療者は適切な質問をすることによって、人生の出来事、患者の感情、そして病気のつながりを多少とも明らかにしようと努める。内的な意味関連までゆかなくても、時間的関係だけでも、治療者だけでなく患者の眼にも見えるようにしておくことが肝要である。中井[1]は患者の病歴と成育歴をききつつその患者についての年表をつくることを勧めている。それによって人生の出来事と病気との関連がしだいに見えてくるという。これは心身症患者についてとりわけ有益と思う。患者にもその年表作製に参加してもらい、その後の面接で得られた情報を二人で検討しながら書き加えてゆけるとよい。

三　精神療法への導入

だいたい以上のような病歴聴取から心身症の可能性が高いと思われたら、心身症の疑いのもとに、必要なら身体的治療と併行して、精神医学的な治療主として面接による精神療法に入ることを患者に提案する。多くの患者はこういうアプローチに乗り気でないから、治療者と患者の間で今後の治療のやり方をめぐって交渉が行われることになる。まず病歴から明らかになった生活状況と発症増悪の時期の関係を時間的に確認した上で、「病気はストレスへの反応らしい」と患者に告げる。はじめは「精神的」とか「心理的」とかいう言葉は極力避ける。そういう言葉の使用は患者の抵抗を誘発してマイナスの効果を生じやすい。「ストレス」と「反応」という言葉の方が患者が受入れやすいようである。なかにはこういうアプローチをもすぐには受入れず、「そんなことが病気と関係があるのか」と暗にあるいはあからさまに反発する患者もある。あくまで自分が「身体の」病気であることに固執するのである。患者のパーソナリティの方により問題があり、ストレス状況がはっきりしない場合には、精神療法への導入はさらに困難になる。

四　疾病モデルの提示

治療初期に治療者と患者の間の相互理解に困難を生じる最大の理由は、治療者のもつ疾病概念と患者のもつ疾病概念の相違にある。治療者は両者の間に何らかの共通項を見出すべく、治療開始にあたってさし

患者に説明するための疾病モデル

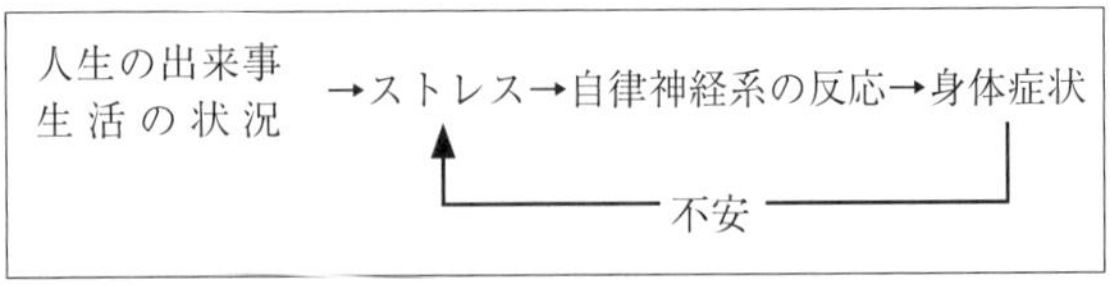

あたりの疾病モデルを提示する。私はたいていの場合、上図のような簡単なモデルを書きながら説明する。このモデルでは身体症状は機能的なものに限らず器質的なものも出現しうるから、今後も必要に応じて身体医学的検査や治療を行うことは当然である。患者によっては、「あの検査を受けてからひどくなった」「この薬を飲まされたのがいけなかった」などと「医原性」の要因を強調するものもある。常識的に見てありそうもないことなら治療者のそういう判断を告げるが、しかし全くありえないことだとむげに否定はしない。さしあたり一つの可能性として疾病モデルのなかに入れておく。検査や薬物もストレスとなりうるからである。どのような状況や出来事がストレスとなり、どのような反応が生じ、どのような症状が生じるかは、個人の身体、パーソナリティ、受取り方によるところが大きいから、今後そのあたりを探ってゆきたいと告げる。つまり、この疾病モデルはあくまでさしあたりの一般的なもので、今後の治療のなかでより深められて、患者ひとりひとりに独自なものになることが期待されるのである。さらに、今までの患者の対処の仕方、たとえばストレスに直面して休養よりも過活動的に対処してきたこと、身体医学的治療のみを求めてきたことなどが必ずしも成功していないらしいから、この際別の視点で病気を見直してみてはどうかと提案する。

　だいたいこういう接近で患者を精神療法に導入できる。しかしなかにはあくまで身体医学的検査や治療にのみ固執したり、他の治療法を求める人もいる。そういう人を無理に精神療法に引っ張りこもうとはしない。去る者はあえて追わずでよい。ただし、他の治療法を試みた上でまたこちらに来てもよいことを保証しておく。

五　治療者の不安

さて、患者が面接に来ることに一応同意したとしても、彼らは依然として精神療法に抵抗を示す。症状はしきりに訴えるが、内的体験を探るようなアプローチには、「そんなことは病気と関係ない」と否定する。感情はなかなか表出しない。こういう患者に対して、私は緊張感を覚える。欧米の分析家の書いたものには、治療者はアレキシシミックな患者に対して退屈を感じるとあるが、私の経験ではなかなか退屈を感じている余裕はない。神経症者に対するときよりもむしろ緊張している。心身症者は一般に緊張が高いから、それが私に伝染するのかもしれない。あるいは、治療者が神経症者に対するよりもアクティヴになって、疾病モデルを提示したり、精神療法について説明したりしなくてはならないからかもしれない。治療者の側に患者の病気の性質について十分な確信がなく、自分がたしかに治療上役に立つという証拠を提出することが困難だという気持ちがあるからかもしれない。私自身、身体医学的知識は不十分であるし、心身症者の治療経験もここ数年のことで、他の精神科疾患の治療経験に較べて短い。また心身医学についての体系的な教育を受けていない（心身医学がわが国においてまだ若い学問であり、体系的教育を提供しうる教育機関はまだ少ないから、こういう事情は私だけに限らないであろう）。こういう治療者側の自信のなさが患者に伝わるかもしれない。患者が治療者に対して不信の念を仄めかしたり挑戦してきたりして、治療者としての自己評価が危機にさらされることもある。神経症者の場合、患者がもつ治療者に対する不信の念や陰性感情を面接の話題にとり上げることは必ずしも困難ではない。患者はそれによって、そういう感情を表明しても治療関係が壊れないことを体験し、むしろ治療者に対する信頼感が増すことがある。しかし心身症者は自分のなかの陰性感情を認めることがきわめて困難なようである。彼らには敵意や陰性感情を語る以前に、依存感情や陽性感情を安心して表明することができるようになることが必要らしい。また、神経症者との間では、精神療法という共同作業のなかで治療者の果たす役割が限定されていること、治療者が患者に代わって患者の問題を解決することなどできないこと、いわば「治療者の無能」を治療的に利用することができる。治療者の「無能」の表明が患者の自助努力を促すのである。ところが心身症者は治療者の「無能」を知ると、やっぱり自分の疑っていたとおり信頼のおけない治療者だと思って不信感をつのらせるようである。神経症者に治療者の「無能」を表明するとき、治療者である私は「わからない」とか「自信がない」とかいいつつ、そう表明すること自体が治療的に意味があると思っていっている。いわば自信をもって自信がないといっているのだが、心身症者に関してはこういう自信がまだもてない。これが患者に伝わって、患者の方も不安になるのかもしれない。こういう印象は心身症者の特徴なのか、私の治療者としての経験の乏しさに由来するものなのか、まだ決めかねている。心身症者に陰性感情を解釈する（指摘する）と治療関係が悪くなりがちだということはカラス[2]も指摘しているので、あるいは心身症者の特徴とみなしてよいかもしれない。心身症者の病理はおそらく神経症者よりも深く、心身症者との治療者・患者関係は母子関係の性質を帯びる。全面的に依存すべき母親から「悪い子」と見られ（陰性感情を解釈され）たり、母親に自信がなかったりしては、彼らも困るのであろう。

六　患者の発狂恐怖

心身症者は自己の感情を自覚することに恐れを抱いている。自己の内なる非合理的なもの、衝動的なものが露呈して自己がコントロールを喪うことを、狂気に陥ることとして恐れている。そしてこのことが彼らに感情の表出や自己主張を恐れさせ、周囲への過剰ともいえる適応を強いている。精神科に受診することは、彼らの心の底に潜んでいる狂気恐怖を浮かび上らせる。

数年前、おそらく統合失調症性の錯乱に陥って事故を起こした航空機のパイロットが「心身症」と診断されていたという事実があった。「心身症」という診断は、おそらく、患者の利益を守ろうとした担当医の苦心の「診断」と思われる。精神科医は患者の利益が不当に損われないよう婉曲表現の診断書を書くことを余儀なくされることがある。心身症者がこのパイロットのような異常体験や異常行動をもつことは一般論としてないにもかかわらず、事故後この診断が発表されたときその場ですぐに疑義が出ず、いわばやすやすと通用してしまったところに、心身症に対する社会の理解の程度が窺われる。心身症者はこういう情報にますます不安をつのらせる。そこに彼らが内心深く抱いている狂気恐怖が共鳴してしまうからであろう。スパーリング(3)は「それ（心身症症状）は私を殉教者にしてくれる。狂人にはしない」といった患者を紹介しているが、この言葉は心身症者の心の奥底にある狂気への恐れを端的にあらわしている。

七　知的理解のすすめ

患者の精神療法への抵抗は患者個人の内界の問題に由来するものばかりではない。それ以前に、彼らは精神療法とはどういうものか見当がつきかね、そこでどう振舞ったらよいか困惑していることもある。治療者は、精神療法とはどういうものか、そこで何をすればよいかを患者に教えなければならない。さしあたり、患者の生活のなかの出来事、それにまつわる感情、症状の変遷の三つを常につき合わせて検討してゆくことを促す。自分自身についてはなかなか認め難い心身の連関も一般的知識としてなら認めやすい。自分自身の感情生活と心身症症状とのつながりは認めたがらぬ患者も、「ストレスにさらされていると胃潰瘍が生じる」といった一般的説明ならそれほど抵抗なく受け入れる。こういう知性化をはじめはむしろ促してよい。たとえば、患者が心身症についての書物を読んで知的理解を示す場合、その本が良質のものであれば、面接場面に持ってきてもらって治療者もいっしょに読んでみてもよい。心身相関について一般的知識が得られれば、長い眼で見て患者の自己理解につながる。

治療者は一般に、患者が自分の病について感情の伴わぬ知識を振り回すことを好まない。それは知性化であって真の洞察につながらぬから、防衛として解釈し除かなければならぬと考える。たしかにそうなのだが、知性化する患者に対して治療者が何となく反発を感じるのは必ずしもそれが防衛だからというだけではない。治療者は患者に知的に挑戦されているようで不快になるのかもしれない。患者が書物など持出すと、あたかも自分がその著者と天秤にかけられているようで、あるいは書物の権威を借りた患者から自分が批判されているようで、何となく面白くない気持ちになる。とくにその著者を多少とも個人的に知っていたりすると、ますます微妙な感じをもつ。しかも、治療者の抱く不快感は患者が意識的にせよ無意識的にせよ意図していることかもしれない。患者はこういう形でひそかに治療者を攻撃し貶めたいのかもしれない。しかし仮にそうだとしても、そういうことを早急に解釈してはいけない。むしろその書物を患者といっしょに読み、それについて話し合うぐらいのつもりがよい。患者のひそかな攻撃性に建設的な形を与えるわけである。むろん治療が進めば患者も書物から得た知識など振り回さなくなる。精神療法家も初心のうちは、誰某《だれそれ》がこう言っているとか、誰某の本にこう書いてあるとかいいたがるものだが、それも長い眼で見て必ずしもマイナスではない。心身症者の知性化も似たようなものであるから、治療初期にはむしろ促してよい。

八　「ふれる」ことについて

私は治療面接のはじめの部分を患者が症状を訴える身体部位の触診にあてたり、腹式呼吸の指導にあてたり、弛緩訓練を手ほどきしたりすることもある。治療者が患者の身体にふれることには医学的診察以上の意味があると思われる。ふれられることによって患者の触覚的身体像は確認され強化される。このとき治療者側の逆転移が克服されていないと、身体医学的診察が情緒的ふれ合いを遠ざける手段として用いられたり、ふれることが性愛化されて体験されたりするかもしれない。治療者は、患者自身が自分の身体にやさしくふれるその代理のようなつもりでふれる。幼児が「痛い」と訴えるところに母親の手がふれるとき、幼児はそれを自己と区別された対象である母親の手にふれられたと感じるよりも、自己と区別し難い、自己と母親とが融合した存在（自己＝母）の大きなやわらかい温かい手にふれられるように感じるであろう。治療者のふれる手が患者の意識下ではそんなふうに体験されてほしい。意識的には医師が患者にふれるのであるが、そしてその意識的体験が一方で保たれていて、自己＝母の手は必ずしも意識にのぼらなくてよいが、しかし意識下では医師の手は自己＝母の手であってほしい。人が痛みを感じるとき、痛む部位に手をふれ押さえるのには、自己＝母の手をいま一度体験しようという無意識的願望が含まれていると思う。自己の内に保持しきれず、外部対象へと異化しかかっている病める身体（部位）は、母＝自己の手にふれられることにより、再び内部へと統合されるのであろう。私は心身症者の病める身体にふれるとき、こんなつもりでふれる。あくまでつもりであって、患者が実際どう体験しているかはほとんどの例で確かめられない。「母の手のようだ」と言語化してくれる患者もあるが、ごく稀である。治療者である私がこういうつもりになりたくなること自体が、心身症者の病態水準の深さの反映かもしれない。明晰に言語化しうるようならそもそも身体を介する必要がなく、心身症とならなくてもよいのかもしれない。私にとって、腹式呼吸や弛緩の手ほどきは、それ自体の効果もさることながら、そういう医学的文脈《コンテクスト》で、つまり心身症者が自分に許しうるような文脈で、彼らがなかなか自分に許しにくいふれあいを可能にすることが目的なのである。

このような意味で、精神療法家が心身症者の身体にふれることは許されるし、ときには積極的に行うべき治療技法であると私は思う。

ただし、精神療法家であるからには、「ふれる」ということの意味を直接的、身体的なものから、ことばによるふれあいへと変化させること、つまり「ふれる」ことをより象徴的なレベルへと移行させることが、治療者としての仕事であろう。心身症者はいまだ直接的、身体的にふれあうことを求めている。身体的ふれあいから得られる直接的充足を断念して、はじめて象徴的ふれあいが出現してくるはずであるから、心身症者がことばによるふれあいが下手なのはむしろ当然であるかもしれない。

治療者は患者の身体を手でふれ、なぞるようなつもりで、患者の訴えを聞く。手でふれているつもりで、身体について語り合う。治療者がこういうつもりになると、患者は実にいきいきと身体について語り出すものである。こちらがとくに求めもしないのに、服を脱いで身体を指し示したり、押さえたり、身体をさまざまに動かしたりし始める。彼らの主観的身体が治療者のまえで生き始める。

ちょっと唐突だが、セザンヌの絵のことが思い浮ぶ。セザンヌの絵には手ざわりが感じられる。印象派の画家たちが世界がどのように見えるかを探究していたときに、セザンヌのみが、世界はどのようにふれられるかを視覚化している。治療者は患者の触覚的身体像を視覚化しようと努め、かつそれをことばで表現してみようとするのである。ここはこんなふう、あそこはあんな感じと話し合っていると、治療者と患者の間に漠然とではあるがある身体イメージが共有されてくる。つまり治療者は患者の身体世界を多少なりともわかったような気になる。そのとき患者は、自分にのみ感じられふれられていた身体が一人の他者に多少とも理解されたと感じる。つまりことばの象徴的機能が多少とも達成されるのである。

また飛躍するが、愛する人の身体を見つめ、ふれることを私は思い浮かべる。彼女（彼）の身体にはくぼみやふくらみがあり、その起伏に沿ってかげりがある。そのくぼみやかげりが彼女（彼）をしていかにも彼女（彼）たらしめている。その身体は豊かでもあり、かつ脆くもある。豊かさと脆さが微妙なバランスを保って共存している。身体に対してやさしい気持ちになるとき、その豊かさと脆さが表裏のものと感じられる。そんなふうに患者の身体にふれたい。こう自覚してふれると、治療者のふれることが性愛化されて受取られることが逆に少なくなるから不思議である。

身体にはいくつか傷痕があるかもしれない。この傷は子どものころ坂道でころんだときの傷なの、血がにじんで泣いていていたら、母さんがつばきをつけてさすってくれたの。一つ一つの傷痕が思い出につながり、かつての体験世界へと誘う。傷痕は彼女（彼）の歴史を語る。治療者は彼（彼女）の身体に「あなたはどんなふうに生きてきたの？」と問いかける。そういうやさしい問いかけのまなざしに対しては、身体は幾重にも秘密をあらわにしてくれるものである。

こんな気持ち、こんなつもりで心身症者の身体にふれる。あるいはふれるように見つめ、ふれるように語るのである。「愛する人の身体」はファンタジーであり、やがて比喩であり、そして人間の身体へのやさしいまなざしという意味において、病者の身体への治療者のまなざしそのものなのである。そこでは治療者が実際に患者の身体にふれるのか、それとも象徴的にふれるのかの区別はそれほど重要でなくなるのである。

深いパーソナリティ障害をもつ心身症者がその治療過程で、ヌイグルミや人形をいっぱい買いこんで自室に並べたり、病室のベッドにいくつも置いたりすることがときどきある。治療者は患者の身体に直接ふれることが不自然になる場合には、こういうヌイグルミや人形に関心を示し、ふれる。患者のかわいがっているヌイグルミやときには小動物にふれることで、患者にある充足を与えることができる。ヌイグルミは患者の友だちであり、ときには母親であり、ときには患者自身である。つまりウィニコット(4)のいう移行対象である。移行対象とはもともと幼児が愛着する毛布の切れっぱしなどの、肌ざわりをたのしみふれるものである。治療者もふれるのがよかろう。患者自身にふれるつもりで、そのやわらかさやあたたかさや生命力を感じとる。患者自身が自己の身体をそのように感じとることができるように。

心身症者は自己の身体に必ずしもやさしい感情を向けているわけではない。両価的感情や敵意を向けていることもある。拒絶された身体はあの「私の」という親密さを失い、なかば外部対象のごとく、自己の中心から遠い存在となる。その遠いところで不調、不快がある。心身症者のいかにも鮮明に見える症状の訴えは、この同定しにくい不調、不快に説明を与えようとする努力なのかもしれない。患者は、治療者とともに身体にふれることによって、失われた自然な身体感覚を回復することが可能になる。

ここで「ふれる」という言葉は、身体と身体がふれあうというきわめて素朴な本来の意味から、心理的、精神的なふれあいへと移行してゆく人間学的な概念である。

心身症者が自己の感情に気づいてゆく過程では、身体感覚の回復あるいは発見が先行ないし併行するように思う。自己の身体にやさしくふれることを介して、彼らは自己にふれ、自己の感情にふれることが可能になるのであろう。

「ふれる」という言葉は心身症者の治療における一つのキーワードである。

九 「打ち明ける」ことについて

心身症者の治療におけるもう一つのキーワードは「打ち明ける」ということだと思う。心身症者は自己の内的体験、感情を打ち明けることがむずかしい。面接場面で自己の内界を語ろうとしない。「こんなことは病気と関係ない」あるいは「弱味を見せたくない」といった意識的な抵抗もある。内的体験、感情が自分のなかに体験できず、同定しにくいためもある。両者が重なって、打ち明けることを一層困難にする。

口唇炎と前立腺症に悩むある青年の心身症者はこういう。「ここ（面接）で心の内を話そうと思うのに、なぜか話せなくて身体のことばかりいってしまう。はじめは弱味を見せたくないから意識的に感情を隠していた。しかし今は話すつもりになっているのに、なぜか話すことが生まれてこない。今までずっと打ち明けることをしてこなかったので、打ち明けるということがどういうことかわからない」と。彼の幼児期に母親が癌にかかり、彼は遠隔地の親戚に数カ月間預けられた。小学校のころよくいじめられたが、母には何も話さなかった。面接場面でそういう過去の事実は語られるが、それについて彼がどう感じたかは語られない。治療者が母親との関係について尋ねると、当惑したような態度で、「母との関係は別に問題ない。今は日常の話はふつうにしている。これ以外のどういう関係があるのかわからない」という。母親との感情的なかかわりの乏しさに気づいてさえいないように見える。私は彼の母親とも何回か面接した。母親は患者の行動について、息子が怒りっぽく物を投げたり壊したりすると訴える。そして息子の状態のよし悪しは、彼が自分の作る弁当を食べるか食べないかでわかるという。自分は常に栄養に気を配り、さまざまな栄養食品を食べさせている。自分の癌が再発を免れているのも栄養に気をつけているからだ。息子も私の作る食事をちゃんと食べさえすればよくなるだろうと。母親も息子との感情的交流については何一つふれなかった。患者の症状の一つが口唇炎であり、そのため母親の作る弁当が食べられず、スープをストローで飲んでいたのも、おそらく偶然ではあるまい。彼は母親の作る食事を拒否しつつ、やはり母親の与えるスープをお乳を吸うように吸っていたのである。交流は食べることを介してのみ行われていた。おそらくかつて患者が心の内を打ち明けようとしたとき、母親に適切に応答してもらえなかったのだろう。打ち明けるべき感情が、人生早期に適切な応答が欠けていたがゆえに社会化されず、言葉で表明することが困難なのであろう。彼は信頼しうる他者（まず母親）を自己の内に内在化できていないゆえに、他者を信頼し打ち明けることができない。

心身症者が打ち明けることがむずかしいのは、人生早期の対象関係における感情的交流の欠如のゆえと考えられる。母親が、言葉による感情表出には応答せず、身体的活動にのみ応答したのであろう。治療者は、患者が感情的反応をもってよいところに身体的行動や身体症状をもっていることに、患者の注意を促す。そこで何をするかではなくてどう感じるかを、何が正しい強いことであるかではなくて、何が好きかを問うことによって。

心身症者は内心に依存心や承認、賞賛を求める気持ちをもっているが、それをみずから認めることがむずかしい。彼らが理想とする自己はきわめて強迫的、自己愛的であって、ある種の尊大さないし全能感を伴っている。依存欲求や承認、賞賛を求める欲求は子どもっぽいこと、「弱味」をもつことと体験される。彼らはこういう欲求を押さえつけて、強迫的な活動へと走っている。治療者は患者にこう告げる。彼らのそういう態度は人生のある局面においては有利に働くこともあるが、しかしまたある局面においてはあまりに過大な要求をおのれに課すことになり、不利に働くこともありうると。こう告げることによって、彼らの自己愛にあまりに急激な打撃を与えることを避けつつ、よりよいライフスタイルの探究を促すのである。

患者の治療者に対する依存心は面接場面である程度表出された方がよい。私は、心身症者の依存心を神経症者のそれほど早期から問題としてとり上げないようにしている。面接場面で患者が安全感を体験し、治療者に委ねる気持ちになって、受身的、受容的になることができるとよい。そうなってはじめて彼らは、それまで分裂排除していた彼ら自身のさまざまな感情を自己に受け容れることが可能になる。まず「なるほど人間にはそう感じることもありうる」という知性化された形で、ついで、面接場面のなかに多少とも生まれつつある遊びの雰囲気のなかで。

症例Kは治療初期には硬い緊張した姿勢であったが、しだいに姿勢が柔かくなり、椅子の隣においてあるベッドに身体をもたせかけたり、ときには地団駄踏むように足をバタバタさせたりした。そして治療的転機となった面接には、それまでの作業衣を脱いで、黒いシャツと白いズボンの「私服」で、黒いサングラスをかけて現われた。これを面接室内でのアクト・アウトと見ることもできる。Kの依存心や「私」（自分自身）であろうとする欲求が自覚され言語化されることに対する抵抗として、面接室内で行動化されていると見るのである。あるいは、Kがその行動を介して自己を打ち明けていると見ることもできる。つまり、面接室が精神内界と外界の移行の領域となり、そこでKの人格がプレイ・アウトされていると見るのである。Kが多少意識的に、ドラマの登場人物のごとく振舞っているようなので、後者の見方の方が適切であろう。面接場面に自由で創造的な遊びの雰囲気が生まれ、そこで患者の人格がおのれをいきいきと表現する。こういう事態を、北山[5]はウィニコットを紹介しつつ、「遊出」あるいは「演出」と呼び、抵抗としての行動化と区別している。現実と空想との、外界と内界との移行の領域である遊びの雰囲気のなかで、それまで危険な情念として排除されていた感情が、遊戯的な形をとって打ち明けられる。その感情は患者自身に対してもはじめて打ち明けられ（開示され）ているのである。治療者がそれを脅威的なものとして反応するのではなく、自由で創造的で人間的なものとして受容することによって、その感情は患者自身のなかに再統合される。患者がそれまで「否《ノー》」といい排除してきた自己の一部が、治療者との間でプレイ・アウトされることを介して、患者自身のものになる。こういう体験の積重ねによって、患者の自己はしだいに豊かになり、「自分がなかった」ところに「自分がある」ようになるのである。

文献

（1）中井久夫（一九八二）『精神科治療の覚書』日本評論社
（2）Karasu, T. B.（1980）Psychotherapy with physically ill patients, in Specialized techniques in individual psychotherapy. pp.258-276. Brunner/Mazel.
（3）Sperling, M.（1955）Psychosis and psychosomatic illness, The International Journal of Psychoanalysis, 36; 320-327.
（4）Winnicott, D. W.（1971）Playing and Reality. Tavistock.（橋本雅雄訳（一九七九）『遊ぶことと現実』岩崎学術出版社）
（5）北山修（一九八五）『錯覚と脱錯覚 ウィニコットの臨床感覚』岩崎学術出版社

第五章　総合病院のなかの精神科医

一　精神科はどう見られているか

第一章で、私が総合病院に着任したころにもった印象のいくつかを述べたが、この章では、その後、私という一精神科医が総合病院のなかでどのように見られているか、どのような役割を期待され、また果たしつつあるかを述べる。理想論や一般論でなく、私自身の経験とそのなかでの私の意識の変化について述べる。

私が着任した当時、精神科の外来診療はずっと以前から行われていたが、病床は新設されてまだ一年で、常勤医は一人しかいなかった。そこへ私が着任して常勤医がやっと二人になった。着任した当時は、第一章で述べたように、総合病院という一つの世界のなかで自分が異邦人であるという意識が強くした。外来診療だけであれば、患者の層が単科精神科病院とはやや違うものの、精神科医として精神科の患者に接しておればよいという基本は変わりない。ところがいったん病床を設け、他科のスタッフや他科患者と接触し始めると、精神科患者そして精神科医は（こう並べて書くところに、すでに精神科医の精神科患者への同一視があらわれている）他科の人たちとはどうも違うという意識が強まった。よく見られていない、排斥されていると感じた。

精神科病院では精神科患者に対する「偏見」は少なくとも建前上精神科病院の外の社会にある。病院の内には「偏見」はなく、内の人間は精神科患者を理解している。建前上こういうことになっている。むろん精神科の医師や看護師が精神科患者に対する偏見からまったく自由になっているとはとうていいえないが、少なくとも自分のなかにある差別意識を見つめ、それを克服しようとする姿勢がある（と期待される）。したがって精神科患者をあからさまに差別したり軽蔑したりする声は聞かれない。少なくともそういうことはすべきでないという合意がある。

ところが総合病院ではそういう「偏見」はすぐ目の前に、すぐとなりにある。すぐとなりの部屋の患者に、病棟の看護師に、医師に、その他の職員に、そして病院管理者にある。私どもの病棟は他科との混合病棟である。精神科患者ととなり合わせの部屋に入った他科患者は、あるいは精神科患者と同じ部屋に入ることになった他科患者は、たいてい精神科患者に対して不安や恐れを抱くらしい。他科の医師がその科の患者に入院を勧める際に、精神科との混合病棟であることを告げると入院をいやがる患者があって苦労していると伝え聞いた。他科の医師はこういう苦労に黙って耐えてくれている。精神科との混合病棟だからやりにくいと他科の医師から面とむかっていわれたことはない。ありがたいことだと感謝している。しかしなかには「精神科の患者と同じ病室に入れられるなんて、こんな侮辱を受けたことはない」と泣いてその主治医に訴えた患者もある。病院管理者や県の医務課の方に、「精神科患者と同じところに入れられた」という苦情の投書がいっていたという事実もあるらしい。むしろ、そういう投書のあるたびに私が医務課や管理者からいちいち呼び出されなかったことをありがたいと思わなくてはならないかもしれない。それによく考えてみれば、自分もしくは自分の家族が身体の病気で入院しなくてはならない場合、となりのベッドが精神科の患者と聞かされたらやはり不安になるであろうし、多少の恐怖心を抱かぬとも限らない。私のなかに精神科患者に対する不安や恐怖が少ないと思っていたのは、もう一つ切実な状況、つまり医師と患者としてではなく同じ入院患者としてとなり合わせのベッドに入るといった状況を考えてみなかっただけなのかもしれない。こういう具合に精神科患者に対する自分の感情の見直しを迫られることもある。

精神科の患者が同室の内科患者を叩いたという事件が、ここ数年間の間に一度だけあった。幸い怪我には至らなかった。その精神科患者にしてみれば、同室の内科患者が気をつかってくれるのがかえって圧迫と感じられ、それに耐え切れなくなったあげくのやむにやまれぬ行為なのだが、内科患者の方は恐慌状態に陥った。私はその精神科患者の主治医としてその患者を転院させるとともに、内科患者に謝罪し、彼女の恐怖感を和らげるよう努めたが、そのときその内科主治医が私を表立って非難しなかったことをいまもありがたく思っている。しかしこういう事件が一つあると、総看護長が精神科の責任者である私のところへとんで来るし、院長からは呼びつけられて管理責任を問われるしで、当の精神科患者に対する対応以外の対応が忙しくなる。当の患者も精神的に緊張が高まったからこそ、そういう行為に出たのであり、彼女こそもっとも慎重な対応を必要としているのだが。むろん、彼女を他科との混合病棟で治療しうると判断した私の責任がまず問われなければならないことは当然であるが、一方で、精神科患者に対する周囲の眼というものを否応なく痛切に感じさせられる。他科の患者どうしのトラブルも結構あるようなのに、どうして精神科患者の場合のみこんなに大騒ぎになるのかと愚痴もいいたくなる。これは実は大きな問題につながることかもしれない。精神科患者が何か事件を起こした場合の騒がれ方は、いわゆる正常人が事件を起こした場合の騒がれ方より著しいのではあるまいか。再犯の恐れがあると考えられる精神障害者を予防拘禁しようとする発想は容易に生じるが、いわゆる正常人にも再犯を犯す人はあるのに、そういう人を予防拘禁しようとする発想は、極端な政治体制下は別にしてそれほどは生まれないのはなぜか、という大きな問題につながる。

しかし現に自分の受持の精神科患者が他科の患者を叩いたという事実をまえにしては、主治医である私は謝って回るより仕方がない。他科の医師は受持患者が他の患者を叩いたとしても、それに責任を感じて謝って回るということはまずない。それは病気とは関係のない、つまり医師の守備範囲外のことであって責任をとる必要もなく、とりようもないのである。精神科医というものは他科の医師に較べて患者を抱え込み、患者のことで責任を感じやすいようである。精神科の病気というものが身体の一部にかかわるものでなくて、人格の全体にかかわるものだからであろうか。

こういう不幸な例もあるが、混合病棟のなかで精神科患者と他科患者がむしろ私の予期した以上に共存が可能な場合もある。他科の患者たちが同じ病棟に入院中の精神科患者に対する見方を少しずつ変え、理解を示してくれる場合もある。こういう場合があるだけでも、総合病院のなかにわずかとはいえ精神科病床を維持している意味はあると思う。

精神科患者の社会復帰を目指す治療の一環にナイトホスピタルというものがある。完全に社会復帰するまえの中間段階として、入院患者が病院から働きに出る。夜は病院に戻るからナイトホスピタルという。ある境界例の青年がほぼ一〇年にわたる治療のすえ、ようやく昼間働きに出るようになった。治療者として大いに喜んでいたところ、病院管理者から主治医の私に呼び出しがかかり、「入院患者が仕事にゆくとはどういうことか。もし事故が起こったら責任は管理者がとらねばならない。すぐ中止せよ」といわれた。ナイトホスピタルは現在の精神科医療では単科精神科病院はいうまでもなく、総合病院精神科でもある程度の病床をもつところでは広く行われている。とくに先駆的なことではない。私は通常の精神科医療の範囲と考えて、管理者の了解が必要とは思っていなかったので、「中止せよ」といわれてまったく驚いてしまった。ところがいざ管理者を説得しようとするとこれがなかなか困難なのである。また、レクリエーション療法の一環として近くの他の病院に出向いてそこの患者との野球の試合を計画したらこれも止められた。こういうエピソードを数えあげればまだほかにもある。「入院患者が働きに出たり遊びに出るとはどういうことか。そんなことができるくらいなら入院する必要はないではないか。まして精神科の患者なんだから、万一事故が生じた場合の責任はどうするつもりか」といわれると、あるいはこれが世間の常識かもしれないと思う。世間の無理解をなじるのは容易だが、それをくつがえすには並々ならぬ努力がいる。今のところ私の力不足から、ナイトホスピタルも院外レクリエーションも実行できていない。こういった治療を精神科医療のなかに定着させてこられた先人の御苦労が今にしてしのばれるのである。

こういう経験から、精神科患者というものが精神科の外ではどう見られがちかあらためて知らされた。患者ばかりでなく、精神科医である私も何となく疎外されているような気がした。精神科外来の看護師が、他の看護師から「精神科の先生って変わり者でしょう。いっしょに仕事をするのがたいへんでしょうね」と同情された、と笑いながら話してくれた。事実私は変わり者でないとはいいにくいから反論に迫力がないが、他科の医師はただその特定の科の医師であるというだけで変わり者視はされぬであろうから、これはやはり偏見といってよかろう。嫉妬妄想の対象となった人物が実際に浮気をしていたことがあとでわかったとしても、その妄想が妄想でなかったことにはならないのと同断である（妄想であるかどうかは事実と合致しないかするかによるのではなく、思考過程の病理性と訂正不能性による）。

精神科への特別視、恐れ、偏見の背後には、人間が自己の内なるかげの部分、非合理的な部分に対して抱く恐れが反映している。知的啓蒙のみによってその恐れを払拭することは不可能である。精神科医が総合病院のなかで生き残ってゆくことが、人間のかげの部分、非合理的な部分の統合に役立つことを願う。

二　コンサルテーション・リエゾンの経験から

総合病院の精神科医が他科とかかわる場合、次のようなかかわり方がある。

一つは、身体疾患に伴う精神症状が出現した場合、あるいは統合失調症やうつ病の患者に身体疾患が合併して他科で診療を受けている場合、依頼されてそれらの患者の精神医学的診療を行う。

二つは、他科患者の精神医学的側面へのかかわりを求められる。たとえば他科で診療中の心身症患者の診療について協力、連係が求められる。あるいは身体的治療を必要とする患者が何らかの心理的問題のために治療に拒否的である場合、重大な身体疾患や手術に対して患者の不安が高まり精神的に不安定になった場合などに精神科医の介入が求められる。つまり、狭い意味の疾患ではなく、その疾患を病んでいるひとりの人間としての患者に他科医と協力連係して働きかける。こういう場合、依頼医に対して精神科医としての判断、意見を述べたり助言をしたりすることをコンサルテーションという。

三つ目がリエゾンである。これは精神科医が他科に一歩踏みこんで、他科の患者をめぐるさまざまな治療関係に積極的に働きかけ、他科の主治医、看護師、その他のパラメディカルスタッフ、患者家族、その他の関係者と協力連係して、主として心理社会面の問題を発見し、それが障害として顕在化する以前に未然に解決しようとするものである。

コンサルテーション・リエゾンに関してはすでにいくつか報告があり成書もある。私自身も実践の一部を報告した。(1)ここではここ数年間の経験とその変遷を中心に述べる。

何らかの精神医学的症状や問題行動のため患者の協力が得られず、身体医学的治療が妨げられる場合、その症状や問題行動をできるだけ速かに鎮静化させることが精神科医には求められる。鎮静化が困難な場合は精神科病棟への転棟や精神科病院への転院が求められる。つまり、何か問題が生じてから依頼がきて、身体医学の扱いかねる患者を何とか鎮静化することあるいは排除することが要請される。グリックマン(2)のたとえを借りれば、「火事が発生してから出動を要請される消防夫」のようなものである。あるいは「身体医学の王国の秩序を乱す者を取締り排除する警察官」といえようか(むろん精神科医として「消防夫」や「警察官」にあまんじていてはいけないのだが)。

患者の精神症状を鎮静させてほしいという医療者側の要請には、医学的治療を求める要請ばかりでなく、「狂気」への恐れ、「狂気」を排除せよとの要請が含まれている。人は狂気に陥ると何をしでかすかわからない。自傷行為や自殺に走るかもしれない、乱暴するかもしれない。そうなったら困る、怖い。早くなんとかしてほしい。こういう「狂気」への恐れは必ずしも症状の激烈さに比例するとは限らない。むしろ患者が今現に示している状態の理由のわからないときに恐れが大きくなる。たとえば、患者が錯乱興奮状態を呈する場合、それが脳腫瘍や脳炎のゆえとわかっている場合と、そのわけがわからない場合とでは、医師や看護師の抱く感情はかなり違ってくる。たとえば脳腫瘍とわかっていれば、医師や看護師は患者のかなりの興奮にも耐えて治療や看護に取り組もうとする。その熱意や献身はときには敬服に値する。ところがわけのわからない興奮に対しては非常な恐れと嫌悪を抱く。依頼された患者の診察に赴いて、その精神症状が身体疾患に由来するものだと診断がつけば、その旨主治医や病棟看護師に告げるだけで、彼らの不安は目に見えて軽減する。身体医学的に説明がつくからにはそれは「狂気」ではない。治療に関してもわれわれは無力ではない。科学的、合理的な身体医学的治療を押し進めさえすればよいのだ。彼らはそう思う。患者に付添っている家族も一様にほっとした表情を見せる。親戚には気違いはひとりもいないのに患者はどうしてこんなになったのかと、家族は訝り怯えていたからである。精神症状が身体疾患に由来するとわかると、周囲の態度は「狂人への恐れ」から「病人へのいたわり」に変わる。

身体医の方がむしろ精神科医以上に心因論的説明を採用する場合もある。その背後にはその患者に対して医師が抱く人格的評価（の低下）があり、しばしば憐憫や軽蔑が含まれている。

こういう例を経験した。

肝障害で入院していた中年女性が今までになく性的な言葉を口走るようになった。そしてしばらくして、「三日後には治る」という神のお告げがあった」などといい、不穏な状態になった。内科主治医は入院生活による性的欲求不満が関係しているのではないかと疑い、「これは肝臓の病気とは関係がないヒステリーです」と家族に説明し、精神科医に診察を依頼した。私が診察してみると、たしかに性的なことをしばしば口にしている。「お告げ」の背後には病気に対する不安が強く感じられる。しかし同時に見当識の障害や状況誤認があり、軽い意識障害が存在すると思われたので、ヒステリーでなく代謝性障害に由来する脳症状であろうと意見を述べておいた。内科主治医は半信半疑のようであったが、数日してその患者は昏睡に陥った。ヒステリーと思われたものは肝性脳症の前駆症状だったのである。幸いこの患者は内科主治医の適切な治療により一命をとりとめた（むろん、意識障害の上にヒステリー的な機制がオーバーラップしていることもありうるが、そうだとしてもそれは当面の問題ではない）。

この例のように、心因性あるいは内因性の病気を疑われて紹介されてきた患者に身体疾患を見出すという経験をいくつかしたから、身体医の診断をう呑みにしてはいけないことを痛感した。精神症状の背後にある身体疾患を正しく評価することは、身体医学から排除されかかっている患者を再び身体医学に差し戻すことになる。これも精神科医の重要な仕事である。そしてそれは患者の名誉回復にもつながるらしい。精神症状が身体疾患に由来するとわかると、身体医は多少とも安心し、患者を再び「本当の病人」として受け容れ始める。患者は身体医学の王国の住人としての名誉と権利を回復する。こういう仕事をするとき、精神科医である私の心理も微妙である。たとえば、うつ病と思われて紹介されてきた患者に脳腫瘍を疑って緊急に脳のCT検査をし、その疑いが立証されたときなど、自分でも貴重な経験をしたと思うし、紹介してきた身体医に報告にゆくときにちょっと得意な気持ちが動くことは否めない。自分も医者なのだという一種誇らしい気持ちになるから妙である（脳腫瘍の発生そのものが患者の置かれている状況や体験に深いところで影響を受けているかもしれないのだが、日常臨床場面ではそこまでふれられない）。一方、身体医の方は、自分の患者に心因性あるいは内因性の病気を発見してもいっこうに誇らしくは思わないようである。

精神科医は精神症状の鎮静や排除を求められるばかりではなく、その患者に関わる多くの専門家の一人としての役割を期待されることもある。たとえば薬物の副作用による脱毛に対して患者が反応を起こして抑うつ的になったりした場合、今後の薬物療法に患者がどのくらい協力しうるかについて人間心理の専門家としての意見を求められたりする。こういう場合、他科医は患者の病状や今後の治療についてきわめて具体的に述べることができる。この患者の現在の状態はかくかくである（ここにたくさんの検査所見、数字がつけ加えられる）。どういう薬物をどのくらいの期間使用する。期待しうる効果はどの程度であり、そこから先は限界がある。予測される副作用にはしかじかのことがある、等々すこぶる明快である。これに対して精神科医として意見を述べようとするとはたと困る。一、二回面接したくらいでは、その人のパーソナリティなど極端な偏りのある場合は別にしてなかなかわかるものではない。その人がどういう反応を起こすかなど正直いってやってみなければわからない。心理検査などしてみたところで、身体医と同一の水準で将来を予測することなどできはしないのである。他科医から同列の専門家として扱われると、私は、とても諸先生と同列の専門家ではありませんと心底思ってしまう。

それでは精神科医の専門性はどこにあるか。身体医が患者の病める身体（部位）に関心を集中するのに対し、精神科医の関心はその人のパーソナリティに、その人の置かれている状況に、その人の担ってきた歴史に向けられる。精神科医の眼は空間的にも時間的にも広くかつ深く注がれる。しかし自由な意志をもった人間を予測しつくすことなど不可能である。

産婦人科医からこういう依頼があった。ある中年女性患者の子宮癌の細胞診をしたところ明確な所見が掴めなかったので、「癌かそうでないかよくわからないからもう一度よく調べましょう」と告げたところ、その患者が著しく不安になり、「もう検査は受けたくない」といいだした。面接して再検査を受けることを説得してほしいとの依頼である。面接してみると、この患者は医師の説明のうち「よくわからない」というところだけを聞きとり、自分の病気は医師にも「よくわからない」ほど奇怪な病気で、癌以上に恐ろしいものなのかと思ったという。「癌かそうでないかよくわからない」というのはその細胞が癌細胞か正常細胞か判断しにくいという意味で、たとえ癌であったとしてもごく初期の軽度のものだと説明したら、いかにもほっとした顔をした。そのときは患者が不安ゆえにちょっとした誤解をしたにすぎないと思い、産婦人科医にもそう説明しておいた。ところが、経過を観察するために数日後にもう一度面接すると、患者は、十数年前に母を亡くしたとき、医師から「よくわからない病気だ」といわれたと話してくれた。「よくわからない」病気によって彼女は母親を奪われた。その母親の喪失を彼女はまだすっかり受け容れてはいなかった。「わからない」ということは恐ろしいことである。彼女のこういう歴史が今回の誤解に影響していた。さらに眼を広げると、彼女の夫との関係が疎遠なこと、娘が大人になりつつあることなど彼女が現在置かれている女性としての状況が、かつて母親が置かれていた状況と酷似していることがわかってきたのである。この患者はその後再検査を受け、早期癌と判明して手術を受け、幸いにして良好な経過をたどった。

もう一例をあげる。

泌尿器科医からこういう依頼があった。父親から腎移植を受けた九歳の少年が、移植そのものは拒絶反応もなく順調な経過をたどっているのに、急に抑うつ的になって食事もとらなくなった。どういうことなのか診察してほしいという依頼である。病棟に赴いてまずカルテを読んでいると、ある看護師が「あの子が蓄尿びんに水を入れて尿量を偽っていたので、数日まえに主治医が強く叱った」という。患者はどうもそれ以来抑うつ的になったらしい。主治医は、そういう変なことをする子どもだから何か精神医学的に問題があるのかと思ったらしい。

なかなか話してくれないその子のベッドサイドに一時間近く座りこんで、やっと以下のことを聞きだした。患者は移植後感染予防のためすでに三週間ほど個室に隔離されて、面会が禁止になっている。両親が毎日病室の窓から覗いて「おしっこ出た？」と訊く。看護師も毎日尿量を確認にくる。「おしっこがたくさん出ないとせっかく腎臓をくれたお父さんに悪い」と思い、尿量を増やすべく水を加えていた。そうしたら主治医に「そんな悪いことをする子はもうみない」とひどく叱られた。父親からも叱られた。それから御飯が食べられなくなったという。そこで私が「たしかに水を加えたりしたら腎臓の機能がわからなくなるからよくない。しかし元々の動機は悪くない。お父さんを喜ばせたいという気持ちがあったんだからむしろ感心だね」と伝えたところ、彼は目に見えて明るい表情となり、あくる日から食べるようになった。おそらくこのエピソードの背後には、少年と父親の関係とその歴史が横たわっているであろうが、そこまで立入ることはできなかった。

初対面の九歳の少年との間でこれだけのことを行うのに二〇年の経験をもつ精神療法医（私）はほぼ一時間を要したが、やさしい看護師がそのつもりになれば五分でできたことかもしれない。

二例とも小さなエピソードであり、私がそこでしたことも実に何でもないことである。コンサルテーションの仕事のうちかなりの部分がこういう何でもないことで占められる。私自身大きな仕事をしているという実感がもちにくい。小此木[3]が、コンサルテーション・リエゾンにかかわる精神科医は「「本業をはなれて何かよそ様の仕事の手伝いに出かける」といった心もとなさや、まよい」をもつといっているのももっともと思う。

しかしあえていおう。一見何でもない些細なエピソードに、患者の置かれている状況、担ってきた歴史が凝縮している。小さな出来事の底で人間の運命がはかりにかけられている。私のささやかな介入はこの状況や歴史をいくばくなりと明るみに出し、それによって患者は一個の有機体としてではなく、感情をもち歴史を担ったひとりの人間として、身体医学の王国にいま一度迎え入れられたのである。

他科のスタッフが自分たちの仕事の幅を広げ質を高めるために精神科医を招いてくれることがある。看護師が死にゆく人たちの看護について考える集まりをもちそこへ精神科医の参加が求められたり、形成外科のスタッフが熱傷センターで生じる精神医学的問題についての研究チームをつくり精神科医の参加と指導が要請されたり、腎移植チームのカンファランスに招かれて泌尿器科の医師や看護師と定期的な話し合いをもったりする。そこではむしろ精神科医のリーダーシップが要請される。

もちろん他科スタッフのなかには精神科医の介入に対して消極的な人たちもある。精神科医の介入がときには批判や侵入と受取られる。そのあたりを十分見きわめて介入しないとかえって混乱が生じる。他科の特定の医師や看護師からの要請ですぐ動いてしまうと、まだその科全体として精神科医を受け容れる合意ができていない場合、要請したスタッフも精神科医も宙に浮いてしまうこともある。どういう状況での、どういう立場の人からの要請なのか、その科全体の体制はどうなっているかといった現実状況を十分認識した上で、介入の是非とその仕方を考えなくてはならない。一方では、精神科医の側の経験不足、勉強不足、あるいは物理的時間の不足のために他科からの要請に応え切れない場合もある。コンサルテーション・リエゾンの仕事のかなりの部分が保険点数に計上されず、経済的に評価されないことも大きな問題である。

しかし全体的に、今これを書きながら振り返って思うのだが、私という精神科医は総合病院のなかでそれほど排除されているわけではなさそうである。むしろ同僚として受け容れられ、ときにはリーダーとして期待されている。私がもっている異邦人意識はあるいは私の側の問題かもしれない。私には好んで自分を異邦人と位置づけ、疎外感を感じたがるところがある。対象（ここでは病院という環境）との間によい関係をもつことに逡巡を感じ、ときには恐れ、拒否している。私にはそういうスキゾイド的なところがあるのかもしれないという苦い洞察をいま得つつある。こういう特徴はあるいは私ひとりの特徴ではなく、わが国の精神科医とりわけ精神病理学的、精神療法的視点をもつ医師の共通してもつ特徴かもしれない。

このあとには、精神科医は総合病院に受け容れられている、私は病院の重要な一員なのだというおそらくは幻想的な一体感がくるのか、それともあの孤独ではあるがどこかほっとする異邦人であることへ再び帰ってゆくのか、今の私にはまだわからない。おそらく、異邦人意識と一体感との間を行ったり来たりする中間的、移行的存在であることが望ましいのであろう。身体医学から排除されてくるものを、その意味をとらえ直して再び身体医学のなかへ進入させる。それによって身体医学の射程を広げ、身体医学を深いところから組み換え再構成することが、広い意味の心身医学の役割である。異邦人たることを失ってしまっては、身体医学から排除されてくるものに共感することも、身体医学を別の次元から見直すことも不可能である。一方、まったく受け容れられなくては、身体医学にたとえわずかでも影響を与えることはできない。心身症者がこれからも現われ続け、みずからの存在によって身体医学に新しい次元を導入し続けるように、私もいましばらくは総合病院のなかに生き残って、そこに新しい次元をわずかなりとも導入したいと願っている。

三　人工透析と腎移植をめぐって

コンサルテーション・リエゾンの仕事の具体例として、人工透析と腎移植へのかかわりから得られた二、三の知見について述べる。私どもの病院は透析と腎移植については先駆的な病院の一つである。また幸いにして腎臓科、泌尿器科医師の精神科に対する理解が得られ、かつここ数年精神科病床が腎臓科との混合病棟にあることもあって、われわれは多くの透析患者を観察する機会に恵まれ、また依頼されて、精神症状を呈した透析患者、移植患者の診療に当たってきた。さらにここ三、四年、当院で腎移植を受けたすべての患者に面接し、腎移植チームの泌尿器科医師、看護師と定期的にカンファランスをもって、腎移植における精神医学的諸問題の調査、診療にたずさわっている。この仕事は私どもの病院の研修医であった若い同僚尾崎紀夫医師（現名誉教授）との共同の仕事であり、そこで得られた知見の一部は尾崎との共著で専門誌にすでに発表した。[4]ここではその一部を紹介し、またそれを補ういくつかの経験をつけ加えて、心と身体の問題を考える素材としたい。

人工透析とは、腎臓の機能が失われた場合、血液を体外に循環させて透析膜を通すことにより、血液中の尿素窒素やクレアチニンその他の老廃物を濾過し除去することをいう。腎臓の機能を人工的な装置によって代用しようとするものである。腎機能不全に陥った患者はかつては死に至らざるをえなかったが、人工透析が導入されてから、とくに長期透析が可能になってから長く生命維持が可能になり、現在では透析を受けつつ社会人として活躍している人も少なからずある。しかし機械によって生命を維持するという特殊な状況、しかも週三回、一回数時間の拘束を余儀なくされる状況は、患者にさまざまな心理的問題をもたらし、医学のなかにも複雑な社会医学的問題を生じさせている。また、別の医学的問題として、透析により急激に体液中の諸物質の様相が変化するために生じる急性の精神症状や、長期透析中に出現するさまざまな合併症などの問題が、尿毒症とはまた別に出現してきた。これらについての精神医学的研究として、わが国では浅井[5]、春木[6]らの仕事がある。さらに近年、腎不全に対する新たな治療手段として腎移植が導入された。わが国では死体腎の提供が少ないので生体腎移植の占める割合が大きく、かつ腎移植全体の数もアメリカに比べてまだ少ないが、しかし、ほとんどの透析患者が腎移植について一度は考え、多くの患者が移植を希望していると考えられる。そしてそういう状況が透析患者の心理に大きな影響を与えている。

　浅井らはすでに一九七三年に人工透析の精神医学的諸問題として次の八項目をあげて論じている。

①死との直面
②依存
③透析拒否

④家庭・職場での役割の変化
⑤現状固執性
⑥セックス
⑦経済的問題
⑧腎移植の問題

この八項目は透析患者の抱えている多面的な問題をよくとらえている。

これに心身医学の立場からつけ加えるとすれば、私は彼らの身体の外見の変化と身体自我境界の問題をつけ加えたい。多くの透析患者は特有の濁った顔色をしており、腕にはシャント手術による血管の膨隆が見られる。こういう身体の外見上の変化がかなり著しいにもかかわらず、彼らがそのことで苦情を訴えることはきわめて少ない。生命維持という緊急の課題のまえには身体の外観のことなど問題とならなくなるのか、あるいは患者がぜいたくな悩みだとして訴えることを控えるのであろうか。重傷熱傷患者が外貌の著しい変化や皮膚の瘢痕化について訴えることが思いのほか少ないことが思い起こされる。

精神科の病気に醜形恐怖というものがある。この患者たちは顔かたちとくに鼻の形あるいは皮膚の形状などのきわめて些細な変化にこだわる。客観的には何の異常も認められないのに、人間とみなされないような顔かたちだと妄想的に確信し、そのため他者から忌避されるとして深刻な自殺念慮を抱いたり、なかには実際に自殺を図る者もある。これに対して透析患者は自己の身体の外見上の変化が客観的にかなり認められるにもかかわらず、それについて訴えることが比較的少ない。そこに透析患者の否認や抑制や忍耐を見ることもできるが、彼らの身体イメージに何らかの変化の生じている可能性もある。たとえばシャントの部位はそれによって生命の維持される器官とみなされ、異物視されないのかもしれない。

もう一つ私が関心をもっているのは、透析患者の身体自我境界についてである。透析中彼らの血液は体外の血液回路をめぐり、透析器を通過する。このときその血液は自己の身体に所属すると体験されているのか、それとも外部のものと体験されているのか？　ある患者はこの血液回路を臍帯にたとえた。またある患者は「身体《からだ》のなかのものを見られるのは恥ずかしいから」と透析中の面会を拒否した。彼らにとって血液回路を流れる血液は自己の身体から出て再び自己の身体のなかへと環《かえ》るものだが、同時に、自己の身体からかなり離れた透析器械のなかを通過し、そこで生じる事態についてはまったく自己のコントロールが及ばない。こういう経験が週三回、一回数時間、何年にもわたって続く。しかも透析のたびに身体に太い針を刺される。彼らの身体自我境界が何らかの形で影響をこうむることもありうると私は思う。身体自我境界の透過性の亢進という事態が生じ、それが心理的な自我境界にまで及ぶこともありえないことではない。そうだとすれば、透析患者にはいわゆる自我漏洩症状が生じやすくなる可能性もあるはずだが、私の今までの経験の範囲では、透析患者の示す精神症状には自我漏洩症状が多いという印象は受けない（統合失調症者が腎不全を合併して透析を受け、もともと存在していた自我漏洩症状が存続している場合は別として）。透析が長期にわたる場合彼らの身体像ひいては自己像にいかなる影響が及ぶかは、興味深いテーマであると思うが、今後の観察と研究に待たざるを得ない。

透析患者が透析に関してさまざまな困難を経験しているとしても、その透析によってしか生命維持が不可能であってみれば、日々生きてゆく上でそれらの困難ができるだけ意識に上らぬようにしているであろう。それは防衛ではあるが適応に資している。精神科医がこういう防衛をわざわざ指摘して彼らの不安をかきたてることは許されない。ときには彼らの防衛（たとえば死の不安の否認）を支持、強化することも必要な場合がある。彼らの不安や不満は彼らがときに示す透析拒否の言動や何らかの精神医学的症状の背後に窺い知ることはできても、率直に表明されることはむしろ少ないのである。

われわれは腎移植患者にかかわるようになってから、透析患者とのみ接していたときには十分見えていなかったこと、あるいは気づいていなかったことについていくつか教えられるところがあった。移植という新しい治療手段をもち得た患者からは、透析に対する否定的感情が比較的率直に語られるのである。

透析導入の必要性を医師から告げられるとき、ほとんどの患者が大きなショックを受ける。はじめはまさか自分がと否認し、ついで何とか透析を免れる方法を探し回り、導入を一寸のばしに延期するなど医師との間に取引を行おうとする。あくまで透析を拒否しようとする者もある。透析を拒否しようとした一例を述べる。

医師の説得にもかかわらず透析導入を拒否し、しだいに抑うつ的となった中年男性の面接を依頼された。精神科医の面接を受けることにも拒否的であったのを、不眠を理由にして主治医が説得したのだという。患者はきわめて強迫的で自立心の強い努力家であった。腎不全の治療もきちんと受けないまま懸命に働いていた。「今透析を受け容れてしまっては、病気を否認して頑張ってきたものがすべて崩れてしまう。今までの人生の意味が喪われてしまう」という。私としては、彼の気持ちももっともと受け容れつつ、しかしやはり透析導入については専門家の意見に従うよう説得するほかなかった。数回の面接と抗うつ剤の投与で彼が意志を翻して透析導入に同意してくれたときには、主治医も私もほっとした。しばらくして彼はこう語った。「二〇年程まえに妻がやはり腎不全で透析を受けた。肝障害も併発し、多数の方々から献血を頂いて輸血もしたが、ついに精神病的になり（腎、肝の障害による症状性の精神症状であろう）、まわりの人たちに迷惑をかけた。自分も付添っていて本当に苦しい思いをした。一生で一番いやな記憶である。自分が腎不全と知ったとき、もし働けなくなったら透析を受けずに何もしないでただ寝ていようとかたく決心していた」と。精神科医の面接に拒否的だったのも、こういう歴史に由来する彼自身の精神病恐怖のゆえであった。

この患者の場合は特殊な事情が背後にあったが、こういう事情がなくても、一般に強迫的な性格傾向の人は機械に生命を委ね他者に依存して生きてゆくことに耐え難さを覚え、透析を受けることに対して葛藤をもちやすい。

尿毒症のときにすでに自己の死を受け容れつつあった患者や、意識混濁のなかで本人の意志と無関係に透析に導入された患者には、「生きかえった」ことにむしろ当惑を感じたり、「こういう形で生かされたくない」といった気持ちをもつものもある。

透析拒否の気持ちをかろうじてコントロールして透析を受けていた患者が、一見些細な出来事が「最後の一滴」的に作用して透析拒否に至る場合がある。彼らは「透析を受けない」という形で、消極的受身的な形で比較的容易に死を選択しうる状況にある。なかには「透析はもういやだ」ときわどい言葉を吐くことによって、家族や医療スタッフの自分に対する支持の強さをためす場合もある。

数年の透析歴のある初老の男性が、尿道口から膿が出たことで膀胱鏡検査を受けねばならぬと思い込み（たとえそうだとしても彼の長い病歴のなかではそれほど大きな出来事ではないはずだが）、「あんな痛いことはもういや」と透析スタッフへの遺書を受付の看護師に手渡して失踪したことがある。家族が懸命に捜索中、彼が自宅近くの床屋で「死ぬまえに身ぎれいにしようと思って」散髪しているところを発見し、大事に至らずにすんだ。この例から、患者が規則的に透析を受けている場合も、それが実に薄氷の上を渡るごときものであることが窺われる。彼の行動は「ためし」であったかもしれないが、文字通り命がけの「ためし」である。

以上は透析患者の示した精神症状や問題行動の背後に透析拒否の心理が働いていた例だが、たとえ症状化しなくても透析患者の多くが透析に対して否定的感情を抱いているものと考えられる。

腎移植患者と面接するようになってから、彼らが透析に対して抱いていたさまざまな感情をより率直に聞くことができるようになった。透析導入時にどんな気持ちがしたかについて、彼らのほとんどが大きなショックであったと語るが、とりわけ「もう治らない」「これから一生透析を続けなければならない」ということが彼らを絶望させているようである。「透析を続けているうちに自分の腎臓がまた働いてくれるようにならないかと願った」とある患者はいう。むろん主治医からの説明を聞いて腎機能の回復が不可能なことは知的には承知しているのだが、この「いつかは回復する」という願望は、患者の心の深いところに幻想としてかなりの期間抱かれているようである。透析導入後もわずかなりとも排尿のあった患者が、ついにそれがなくなったときに深い喪失感を味わうようである。ある医師の透析患者が「自分のおしっこが出なくなったときは大きな喪失体験でした」と述べた。私はそれまで実に軽率にも、透析患者はおしっこが出なくなってもその分面倒が省けてよいのではないかなどと考えていたが、この医師である患者の言葉を聞いて、自分で排尿するということが単に身体的、生理的な意味を越えて、生きているあかしとして体験されていることを知った。自分のおしっこがまったく出なくなるときに、彼らが心の深いところに抱いていた「いつかは自分の腎臓がまた働きをとり戻すかもしれない」という幻想が揺らがざるをえないのであろう。

「おしっこが出る」ということに患者たちがどれほど大きな意味を体験するかは、腎移植を受けた患者が移植後はじめて自分の身体から尿が出てそれがカテーテルを流れるのを見るときに示す感動によって窺い知ることができる。ある患者は移植後自尿が出るようになって、「おしっこが管を通ってゆくのを見るととても感動する。一日中でも眺めていたい」という。またすでに述べた例だが、母親から腎臓の提供を受けたある少女は「おしっこが出てくるのを見ていると、お母さんの腎臓が働いてくれてるなという気がする。腎臓さん頑張ってといいたい気持ち」という。

死体腎移植を受けたある中年男性の見た夢を紹介する。

夢〈誰だかわからない人が自分に近づいてきて、「一回でよいからおしっこさせてくれ」という。「その分水が飲めるから」と。彼の妻が「一回ぐらいおしっこしても、どのみち水分制限しなくちゃならないでしょう」というが、自分は彼に一回分おしっこさせてやる〉目を醒ました患者はバルーンにたまっている尿を見て、「あ、あの人のおしっこか」と思ったという。

この夢に対する感想を求めると、患者は「長い間おしっこしたことがなかったので、自分がおしっこしているという実感がもてない。それでこんな夢を見たり、目醒めて、ほかの人のおしっこと思ったりするのか」という。誰だかわからない人は移植を受けるまえの患者かもしれない。移植腎がまだ自己の身体に統合されていないので、腎臓を借りておしっこをすることになるのだろう。

いずれの例も「おしっこが出る」ということが患者にとってどれほど大きい意味をもつかをよく示している。喪ってはじめてその価値を知るということがここでもいえるのであろう。

腎移植患者は透析生活を振り返って、「一生一日おきに拘束され、希望もなく、諦めながら暮らす毎日」であったという。移植直後の患者に、移植が成功したらどんなことがしたいかと問うと、ほとんどの患者が「旅行がしたい」と述べることからも、彼らが透析に感じていた拘束感が窺える。ある患者は移植前に透析を受けている間に、通訳を雇ってハワイの病院と交渉し、現地で透析を受けられるよう手配してハワイ旅行をした。さらに中国旅行を計画したが、先方に受入れ体制がなく断念したという。この患者は透析により拘束されているという事実を極力否認ないし克服しようとしたのである。

移植後食欲不振が改善したと述べる者がかなりあった。透析中は「食物の味がなく、何を食べてもおいしくなかった」が、移植をしてから「食物の味が戻ってきた」「こんなにおいしいものかとあらためて感じた」という。透析中は血中アンモニア値が高くなっていて、それが食物の味を損っていると考えられる。このことはほとんどの透析患者に生じていると思われるが、それにもかかわらず味覚についての苦情を医師に訴える患者はそれほど多くない。

何人かの男性患者によると、透析により性的機能が低下し、妻との不和の原因になっていたという。一部の透析患者の間では腎移植を行うと性的機能が回復すると信じられていて、それが彼らが移植を希望した理由の一つであるという。ただし透析を受けていた間に性の悩みを医師に訴えたことはなかったようである。性について率直に語ることを避ける国民性のゆえもあろうか。われわれのかかわった患者のなかにも移植後性的機能が回復したと述べた例が二、三ある。サルヴァティエラ(7)らも移植手術により性的機能が回復する者があると述べている。

食欲、性欲の回復には腎移植そのものの効果以外に、免疫抑制剤として使用されるステロイドの効果も考えられる。

透析を受けていた間は不眠に悩まされていたが移植後改善した例もある。透析によって維持される生においては、食欲、性欲、睡眠といった人間の基本的欲求が多少とも障害されるのである。

移植後「皮膚が赤味を帯びて透きとおった色になった」のが嬉しくて、何度も自分の手をかざして見ていた患者もある。透析中は余儀ないこととして耐えていたのである。

このように、移植を受けた患者の言葉からは、透析期間中に彼らがその悩みのすべてを口にしていたわけではないことが窺われる。彼らは生命維持のために多くのことを忍び、そしてもっとも耐え難いことのみを訴えているのであろう。彼らの訴えを心して聞かなければなるまい。われわれが自発的に移植を選択した成人一九例についていつ移植を決意したかを調べたところ、透析導入前からすでに移植を希望していた者をはじめとして、透析導入後二カ月以内に三分の一の例が移植を選択していた。彼らは透析をできるだけ早く脱け出したいと望んだのである。

腎移植がしだいに一般化されマスコミでとり上げられる機会が増えてきたことも、腎不全患者の意識の変化をもたらしている。腎移植という治療法がきわめて特殊であって、血液透析があくまで腎不全治療の基本であった時代は少なくとも患者の意識のなかではすでに過ぎ去っている。透析を腎移植をするまでの暫定的手段ととらえている患者もある。春木(8)によると、腎移植を望む患者のなかにはとくに強い「透析拒否の心理」を有する一群の患者があるという。透析に対する否定的感情の強い患者ほど、拒絶反応を生じたときのショックが大きい。

透析に対する否定的感情は腎移植の理想化を招来する。そのため移植手術に付随するさまざまな困難が否認され、手術後も免疫抑制剤の服用が必要なことや感染の危険性などが現実的に認識されない場合がある。「手術さえすれば病前と同じ生活に戻れると思っていたのに」と腎移植に対していくばくかの幻滅を覚える患者もある。

腎不全の患者さんが本書をお読みになっている場合を考えて付言しておく。多くの人たちが透析により生命を救われ、ここで述べたいくつかの困難にもかかわらず人間として有意義な生を送っておられる。社会的に活躍しておられる方も多い。腎移植の増えることは望ましいが、腎移植とて決して万能ではない。透析、移植ともに一長一短がある。主治医とよく相談されることが大切と思う。

第二章の「四　内部と外部」ですでにふれたが、移植手術の特異性はもともと他者のものであった臓器を自己の身体の一部とすることにある。そこには、非自己である移植された臓器を身体的に自己の内部に受け入れる過程と同時に、心理的にも自己の身体像に統合してゆく過程がある。ムスリン(9)は移植腎が自己の身体像に統合される過程を、①異物期、②不完全な統合期、③完全な統合期の三期に分けている。われわれの経験でもほぼ同様の過程が観察された。

多くの患者が移植直後には移植腎を「自分の腎臓とは思えない」と述べる。死体腎移植を受けたある中年男性の患者は移植数日後に「まだ異物が入っているという気がする。移植という言葉からも異物を入れるという感じがする」と語った。また同じく死体腎移植を受けた別の男性患者は「亡くなった人の腎臓をもらって自分が今生きていることが不思議な感じがする。一生免疫抑制剤をのむのだから自分の腎臓という気はしない。ここに（と腹部を押さえて）腎臓を置かせてもらっているという感じ」という。死体腎移植、生体腎移植ともに手術後約一週間は移植腎を自己の腎臓ととらえることは困難なようである。ただし「異物」という表現を用いる患者はごく少数で、死体腎移植を受けた者に限られる。

「異物」という表現を用いた患者はその後さらに一週間ほどして、「移植腎のあるところに重みを感じる。そこに注意が集中する。自分のものとも他人のものとも違う「大切なお客様」という感じ」と述べた。不完全統合期に入ったといえよう。この時期、移植腎は大切な借り物、預かり物のようで、常に意識し注意を払わなければならないものとして体験される。死体腎移植を受けたある若い女性患者は、はじめ移植腎のことを「高性能の機械が入っている感じ」と述べたが、ついで「機械というより赤ちゃんをまかされたみたい。とっても大事で大切にしなければならないけれど、いつ泣き出すかわからない。いつ裏切られるかわからない。そうなったら本当のお母さんに返すしかないのか」という。「大切な預かり物」は常に特別な注意や気づかいを要求し、しかもまだ十分な信頼をおくことができないもの、いつ自己ならざるものになるかわからないものとして体験されている。

生体腎移植の場合、腎提供者と被移植者との関係が移植腎の統合過程にさまざまな影響を及ぼす。母親との一体感がきわめて強い一中年女性がその母親から腎提供を受けた例を紹介する（すでに報告[10]した例であるが、一部追加、一部字句を改変した）。

三〇代なかばの既婚女性。父親が不在がちで母親が家庭のことを万事とりしきってきた。患者は子どものころから母親と結びつきが強く、進学、就職、結婚とすべて母にまかせその意見に従ってきた。結婚後も毎日のように母親と電話で話していた。

患者の腎不全が悪化したとき、母親は、親族の反対にもかかわらず、自分の腎臓を娘（患者）のためにぜひ使ってほしいと望み、移植を行うこととなった。手術前の検査で母親の心電図に軽度の異常が認められたが、母親は「自分は死んでもよいから」と手術施行を求めた。

移植手術一週間後患者は「この腎臓は母のものであり私のものです。もともと母と私は一体と思ってきましたから、拒絶反応なんてとても考えられません。拒絶反応が起こるということは母に私が拒否されるということですから」と、やや高揚した気分のなかで語った。移植患者は手術直後に気分の軽い高揚状態を示すことがしばしばある。この患者の場合、高揚状態のなかで母との一体感が一層高まったものと思われる。その後状態が安定するにつれて「尿量が増えて落ち着いてくるとかえって拒絶反応が心配になってきました。やっぱり母の腎臓なんだなと思います。ここ（移植部位）がなんとなく温かく、ここにお母さんがいるという気がします。手術後しばらくの間尿量が少なくて本当は不安でした。拒絶反応の起こる可能性を自分で否認していたのだと思います」と語るようになった。その後母親は患者に会ったおり「自分は健康で病気一つしたことがないから、私の腎臓は絶対駄目になるわけはない」と自分（母親）の腎臓であることを強調したため、患者の負債意識が助長され、抑うつの生じた時期があった。母親に移植後も「自分の腎臓」という意識が存続したこと、母子の一体感が強かったことが移植腎の統合過程を遅延させ、不完全な統合期が長びいた例である。

このように生体腎移植の場合は統合過程に腎提供者《ドナー》－被移植者《レシピエント》のそれまでの情緒的関係が反映する。ときにはそれまで潜在的であった両者の関係の問題性が顕在化することもある。

一方、死体腎移植を受けた患者は腎提供者について何も知らされない。彼らは提供者の死を強く意識し負債意識をもっている。ときには死者に対するさまざまなファンタジーを発展させ、それを移植腎に投影する。ある男性患者は「もし女性の腎臓をもらったのだとしたら自分は女性的になるのではないか」という。またある患者は「この腎臓は若い人のだと思う。だからきっと大丈夫だと思う」と語った。

一般に移植手術後しばらくして通常量の尿が出るようになると移植腎への信頼が高まり、「異物」とか「提供者の腎臓」といった意識はうすらいで「自分の腎臓」と感じられるようになる。それにともなって患者が移植部位を押さえたりふれたりすることも少なくなり、腎臓はしだいに意識されなくなる。自己の身体像に統合されるのであろう。

文献

（1）成田善弘（一九八六）「コンサルテーション・リエゾン」西山詮編『リエゾン精神医学の実際』新興医学出版社
（2）Glickman, L. S.（1980）Psychiatric consultation in general hospital, Marcel Dekker Inc.（荒木志朗・柴田史郎・西浦研志訳（一九八三）『精神科コンサルテーションの技術』岩崎学術出版社）
（3）小此木啓吾（一九八二）「コンサルテーション・リエゾン精神医学における精神分析の機能―わが国におけるその実践と問題点」『精神分析研究』第二六巻、一一三頁―一二五頁
（4）尾崎紀夫・成田善弘（一九八六）「腎移植における精神医学的諸問題」『精神医学』第二八巻、六七一頁―六七七頁
（5）浅井昌弘・保崎秀夫・武正建一・平野正治・大沢烱（一九七三）「人工透析の精神医学的諸問題」『精神医学』第一六九巻、四頁―一二五頁
（6）春木繁一（一九八二）『透析患者の心理と精神症状』中外医学社
（7）Salvatierra, O. J., Fortman, J. L. and Beltzer, F. O.（1975）Sexual function in males before and after renal transplantation. Urology, 5; 64-70.
（8）春木繁一、前掲書
（9）Muslin, H. L.（1971）On acquiring a kidney, American Journal of Psychiatry, 127; 1185-1188.
（10）尾崎紀夫・成田善弘、前掲論文

第六章　心理療法の作法を語る——成田善弘×木村宏之対談

はじめに

編集部：では、『成田善弘　心理療法を語る』（成田善弘著、二〇二三年十二月刊）、『精神療法面接における傾聴と共感』（木村宏之著、二〇二三年十一月刊）の感想から伺いたいのですが、まずは木村先生の本の感想を成田先生お願いできますか。

成田：木村先生のお仕事は非常に広範囲にわたっていて、いっぱいいろいろなことが書いてあるのでね。一つ一つのテーマで一冊本の書けそうなテーマがたくさんあるんですけどね。よくこんなに広範囲にいろいろな仕事をまとめられたなと思います。

本の中に、コラムがあるんですけれども、コラムにはもうちょっと気楽なことが書いてあるかと思ったら、コラムにも詳しく歴史が書いてあったりしてね。もう「休む暇のない」本です。

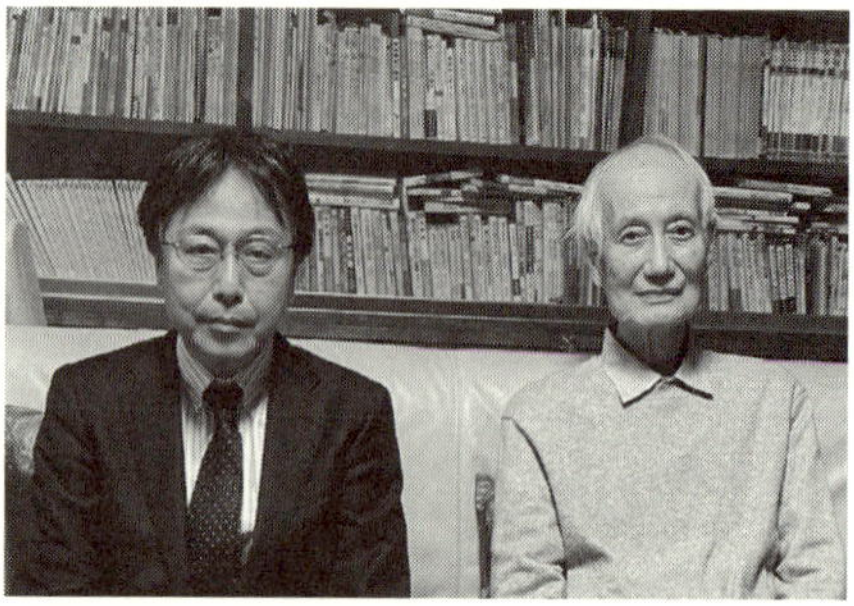

それから、リエゾンというのは、僕も総合病院でリエゾンの仕事をやってきたつもりですが、僕がやっていたのは三七歳から五四歳のころですから、まあ三〇年～四〇年昔のことです。木村先生がこの本で書いておられるように、いまは非常にシステマティックになったし、チームでやることになっているけれど、当時はリエゾンをやるような精神科医はまだ少なかったものですから、一応リエゾン・コンサルテーションをやった初めのうちの一人だろうと思っていますね。

もう一つ思ったのは、木村先生は「二足の草鞋」ということを書いておられます。僕はあまり二足の草鞋という感じはしなかったです。力動的なサイコセラピーを学んできた人間が総合病院ではこういう仕事になるんだなあと思っていました。現在のリエゾンはもっと組織化されたチームでやって、範囲も広がっているので二足の草鞋という感じになるのかな。

とにかく、一つ一つのテーマで何冊も本が書けそうないろいろなテーマがあったので、先ほども申し上げましたように驚いたわけです。あと、文献も非常にたくさんあげてありました。僕はこんなに文献をたくさん読んだことがないので、これにも驚きました。

だから、最近はこういうふうになっているのだなと、いろいろと新しいこと、特にコンサルテーション・リエゾンの部分では新しいことを、今さら学んでも手遅れですが、たくさん学ばせてもらうことができましたね。

編集部：ありがとうございます。木村先生は『成田善弘 心理療法を語る』のご感想はございますか。

木村：成田先生の本の感想は、実は、僕は成田先生の文章は、雑誌に書いてあるコラムとかそういうものも含めて、ほぼ全部読んだつもりではいます。

今回読ませていただいて、先生も書いていらっしゃいますが、今まで書いておられたものに少し追加したというか、新しく読んだというところがいくつかあります。特に青年期の部分なんかは今まで聞いていたお話プラスアルファがあるなと思ったんですけど。

よくよく考えてみると先生との雑談の中でおそらく伺っている話も結構あって、だから僕の一番の感想としては、もちろん今まで読ませていただいた内容がありますが、テーマは先生が非常に中心的に考えておられるテーマが並んでいるなということと、自分としては少し前に読んでいるものを、あらためて時間が経った上で読んで、自分も歳を取って少し読み方が変わったというか、見え方が変わったということはあると思います。

そういう意味で、少し懐かしさもありながら、改めて学べる部分が多かったなと思います。

成田：これが最後だと思って余計なこともたくさんしゃべっています（笑）。

木村：そうですか（笑）。先生は、最後に「もうこれで最後だ」と書かれていますね。先生は「最後だ」ということをよくおっしゃるのですが、僕は、西丸四方先生が好きで、西丸先生が亡くなる前の最後の著書で「私はもうこれで終わりなんだ」と書いておられた。僕が学生時代でしたけれど、「いやいや先生、まだまだ続きがあるのにな」と思っていたら、そのまま療養に入られたということがありました。でも、「先生、そう言わずにまだまだ」と思っております。

心理療法の学び——理論

編集部：今日の対談のテーマは「心理療法の作法を語る」となっていますが、まず「心理療法の学び」という部分からお話ししていただきたいと思います。

その中で、まず理論について、お話をいただけますでしょうか。

木村：理論というと、心理療法は非常に漠然としたイメージがあって学んでいくものだと思いますので、どういうふうに学ぶかというときにどんな本を読んだらいいですかという質問をたくさん受けます。で、こういう本がいいんじゃないか、ああいう本がいいんじゃないかとか、もちろん分析的なものだったらフロイトがいいんじゃないかとか、諸々あると思うんですけど。

そうですね、僕自身は、書籍を読んでもなかなか実践では役に立ちにくいことが多かったですね。ですから、言い方が難しいのですが、理論はあるんだけれども実践とは結構違っていて、でも実践を学んでいく中で、またその中に理論が少し見えてということが起きるのではないかと思っています。

だから、そこは成田先生のお考えもお聞きしたいところですが、今パッと「理論」と言われて思い出したのは、僕が初めて分析学会の教育研修セミナーに出席したとき、事例提示者として発表した後に、討論の先生から質問をされるのですが、気を利かせて事前に質問を渡してくれました。「先生が拠ってたつ理論は何ですか」と。質問に対して答える時間も十分にあったのですが、「好きな人はいるけれど、拠ってたつ理論は何だろう」と考えていたら、答えることができませんでした。

いまも同じように思っています。「僕が拠ってたつ理論は一体何だろう」と。

成田：精神分析の中でもいっぱい理論がありますよね。僕は特定の理論にそんなに深く帰依するということは、なかったなという気がしますね。

このごろの若い方と話をすると、どの理論を学んだらよいかとか、統合とか折衷は可能かとか、そういう質問がときどきあります。自分が治療者として働いているときの実感とか素直な気持ちとか素朴な気持ちとか、そういうものにまず矛盾なく入ってくるような理論を学ぶのがいいんじゃないでしょうか。

それから、患者の生活全体が視野に入っているとか、人間全体とか人生全体とか、そういうものが視野に入ってくる理論、実際の臨床ではそういうことが問われますので。

最初はやはり精神分析に関心を持って学んだけれど、だんだん原理的な精神分析よりは、もっとずっと広い力動精神医学というかな、僕がやっているのはそれに近いと思います。だから原理的、古典的な精神分析ではないと。

僕が思うには力動的な精神医学はややもすると精神分析を薄めたものだというふうに捉えられているけれども、全然そんなことはないと思う。歴史的にいうと精神分析ができて力動的精神医学というものが生まれてきたと思うけれど、実際は力動的な精神医学のほうがずっと幅の広いもので、古典的な精神分析は力動的な精神医学の中のある側面というか、部分を拡大して、抽出してできてきたものだなとこのごろ思います。

だから、自分が依拠してきた理論というのはあえて言えばdynamic psychiatryだと思う。登る道が違っても頂上は同じだという言葉がありますね。いろいろな理論を学んだ練達の人の話を聞くと、だいたい似たようなものに到達するそうです。でも、やはりそこに到達するまでには、ある理論にちゃんとコミットしなければいけないと思う。そのコミットする理論が僕の場合は非常に広かったというかdynamic psychiatryあえて言えばそういうことだと思いますね。

それで、サイコセラピーがどういうものかということになりますが、以前に、上田勝久さんと対談したんです（「精神療法第五〇巻第二号」二〇二四掲載）。そのときに上田さんが、最近の治療者はどういう治療法をするかをはっきり説明しないで治療に導入していると、「一緒に考えていきましょう」などという漠然としたことを言って始めるから患者が苦労しているという話をしていたんです。

dynamic psychiatryでは、どういう治療になるかということは、初めのうちは治療者にも明確ではないと思うんですね。支持的な要素が非常に強くなるか、探索的な要素が強くなるか、だけでもだいぶ違うし。だから「一緒に考えていきましょう」というのは漠然としているかもしれないけれども、それより良い導入があるかどうかはちょっと疑問に思いますね。

第一、患者の主訴が変化することを期待してやる治療ですからね。患者の訴えも変化する。だから、治療者と患者が二人でだんだんクリエイトしていくような精神療法が、力動的な精神療法になると思うんです。つまり「一緒に考えていきましょう」というのでいいんじゃないかなという気がします。ただ、振り返ってみると僕は患者さんに「一緒に考えていきましょう」と言ったことは一回もなくて、もうちょっと別の言い方をしています。「何でも自由に話してください」と伝える。「私が分からないことができたら質問しますし、分かったことがあればお伝えしますけれども、自由に話してください。それを通じてだんだんあなたのことが分かってきたら、どうしたらいいかが見えてくると思います」というようなことを言っていると思いますね。

だけど、いままで心理の人のスーパービジョンをすることが多かったのですが、ほとんどの人が「一緒に考えていきましょう」と言っているのですね。これも僕は悪くはないと思うけれど、僕が言ったことがない理由はどうしてかということを考えると、僕が考えてもらいたいのは患者であってね、僕は患者が考えやすいように促す係です。だから、考えるのは患者だと思っているから、それで言わないのかなと。そんなふうに思っていますね。

だから、精神分析家ではないことは非常にはっきりしていて、力動的なセラピストだったと思いますね。そういうことで、僕が依拠している理論というのは、あえて言うと非常に広い力動的な理論。力動的な理論というのはどういう理論かというのを定義するのはまた難しいですね。

木村：ギャバードの「精神力動的精神医学」という教科書に、今先生がおっしゃっているようなことが明確に書いてあるのではないでしょうか。

今はそれが少しエビデンスにくっついて、こういう治療だったらこれぐらいの人が良くなるんだとか、こういう人のときはこうするんだということがもう少し明確になりつつあるのではないかとは思います。

先生は確か以前に分析学会のシンポジウムで力動的精神医学は今後どうなるかということをテーマにしてお話ししていて、はっきりとは覚えていませんが、おそらくうまくいかないのではないかとおっしゃっていたんですね。で、うまくいかなくて、それがいろいろな領域にまたがって活かされる形で続いていくのではないかと発言されていました。

力動的精神医学と精神分析をシンポジウムで伺ったときはまだ区別して考えていなかったと思います。だから原理的精神分析というのはいずれは行き詰まるであろうというふうに思われたのかもしれません。力動的なものと精神分析というのは実際はだいぶ違ったものなので。力動的なほうがはるかに現実のニーズに応え得るし、幅の広いものだというふうにだんだん思うようになられたのでは。

成田：その当時、僕が「行き詰まる」と言ったとは覚えていないのだけれど。もし言ったとしたら、もうちょっと原理的な精神分析がイメージの中にあったのだと思いますね。

木村：先生がおっしゃっていた精神分析と力動的なものはだいぶ違うということなんですけど、確かに僕が学びだしたころは、そこの重なりがちょっと大きいというか、どちらがどうかということは、力動的なとか分析的なでもいいですが、サイコセラピーを提供していても、精神分析を提供しているのか違うのか、曖昧な部分が多かったと思います。

僕がそれにいつ気がついたかというと、二〇一一年から、毎年新しいＩＰＡ（国際精神分析協会）の機関誌の抄読会に参加する機会をもらっていて、勉強していく中で、あれ、今、日本で自分が提供している臨床といわゆる精神分析というＩＰＡの雑誌に書いてある臨床活動が、日本で実感しているものと随分違うものだなと思ったのです。でもそこで、みんなに違うと言うことはなかなかできなくて、だんだん自分の中ですみ分けができてきたのかなと思います。

だから、先生が先ほど「領域は広い」とおっしゃっていたように、そういう意味ではいろいろなところに自由に入っていけたということもあり、その点は僕の中で大きかったです。

成田：あと、折衷とか統合するということが実は非常に難しいことだと思います。それぞれの理論が持っている基本的な人間観というものが違っているのに統合や折衷は難しいのではないでしょうか。

先日若い方と話をしたとき、その方は、クライアントセンター的な介入をベースとして、事を力動的な視点から考えていくというのが自分のやり方だと言っていて、だけどクライアントセンターと力動的な考え方では人間観がだいぶ違うのですから。

クライアントセンターは宗教的なバックグラウンドがかなり強いと思う。力動的なほうは、フロイトに元があるとすると宗教というのは人類の神経症ですから。だから、基本的な人間観が非常に違うものをうまく折衷していけるかしら？との感想を持ちました。

だから、何か基本的にある理論に依拠するけれども、そこにだんだんその治療者の経験とか考えとかが入り混じってきて、その人のサイコセラピーが出来上がってくるという話なのですね。

木村：だんだんその人のその理論になっていくのでしょうね。

成田：うん、そうなると思いますね。さらに言うと、ある患者とあるセラピストの間に出来上がってくるというか、二人でクリエイトしていくようなものがサイコセラピーになる。だから、初めからこういうセラピーを私は提供しますというふうに明確に言葉にしにくいのは当然だという気がします。

木村：なるほど。だから、先ほど僕が、「先生の依拠するものは何ですか」と聞かれて、答えられなかったのは、自分は幅広い理論でやっているなと思っていたので、パッとも思いつかなかったのかもしれません。

でも、そういうことはよく聞かれます。以前に公開スーパービジョンでケースを出したときにも、そのスーパーバイザーから「先生が好きなアナリストは誰ですか」「依拠するアナリストは誰ですか」と聞かれて、それも困ってしまったんですけど。

だから、やはり依拠しているけれども臨床と理論には違いがあって、要するにその理論だけでやっているのではない感じがします。そこは僕もまだはっきり分からないところもあるんですが。

さきほど先生が話された「いろいろな山の登り方」があるというお話ですが、これも分析学会の教育研修セミナーのときの話なのですが、討論の先生に「先生は変わったルートを登ってきたね」と言われたんです。

成田：ああ、そうだったの？

木村：ええ。僕は普通に道があったからそのまま登ってきたんだけど、やはり違ったところだったのかな、とそのときには思いましたけど。なるべく高いところまで行って、良い臨床家になれれば、それが一番いいかなと思っていたので。

成田：やはり、まずは現実のニーズに応えなければならないからね。

木村：そうですね。練達になってくるとある一定の到達するようなところになるのでしょうか。

　ある国際学会でカーンバーグが模擬症例患者に治療者として接する場面を見たことがあるのですが、非常に自由な方ですね。かなりご高齢で、そのときにおそらく九〇歳くらい。歩くのがやっとぐらいの小柄な方だったですけどね。患者役の方がちょっとパーソナリティ症的な感じの役を演じるのですが、それでカーンバーグが面接するんですね。その面接は、非常に自由で、でも地に足が着いていて、昔、本で読んだ難しい理論のカーンバーグとは随分違うなと思いました。

　先生が言われたように、だんだん変わっていくのだと思います。

「症例検討会」について

編集部：では次の学びの場として「症例検討会」についてお話しいただけますか。
成田：症例検討会ね。症例検討会にもいろいろなものがあって、ある特定の理論を学ぶ検討会、指導者がいて教えてもらって学ぶというようなもの、もう一つはいろいろな思想があるのでお互いに話し合うという検討会があります。
　僕は特定の組織に属して、そこの後継者を養成するというような症例検討会に出たことはありません。

もうちょっといろいろな人が集まって学ぶというような検討会でした。いずれにせよ、一番大事なことは生涯にわたってそういう会に出るということですね。開業して、一人でやるようになって、だんだんそういう会に出なくなるとどうしてもひとりよがりにならざるを得ないです。だから生涯にわたって出なければいけない、そういうことは。

それから、参加者それぞれが、自分が良いセラピーができるように協力してくれる仲間なのだという意識がちゃんと持てるかどうかですね。そういう意識を持って、生涯にわたって出るということが大事だと思います。

あとは、僕はこの歳になってだんだんできるようになってきましたが、初めに若い人が事例提供するときには、自己愛が傷つく可能性が非常に高いですね。だから、それに十分留意しなければいけないと思います。僕は若いころ、思ったことを言いたい放題やってきたので周りに被害者がたくさんいて、後から考えると申し訳ないなと思う。途中から心を入れ換えたので、このごろはあまり有害じゃないと思うのですけど（笑）。何を言われても自己愛が傷つかないようにしなければいけない。

批判はしない、ということをモットーにしている会があるらしいです。しかし、批判はやはりしなければいけないので。批判のないところには進歩がないから、どういう形で批判するかを考えなくちゃいけない。発表者の自己愛を傷つけないよう注意しなければいけないけれども、あらゆる技術の習得には多かれ少なかれそういうことが付き物なので、ある程度は覚悟が必要だと思いますね。

僕は碁が好きでいまでも続けていますが、名古屋大学に入ったときにはまだ弱かった。その当時の初段ぐらいの腕前だったんだけど、もうぼろくそに言われましたね。ぼろくそに言われるんだけど、屈せずやるしかないんです。だけど、自己愛が傷つくことには留意しなければいけない。まずはそういうことです。

最近、木村先生は名古屋大学の精神医療グループのリーダーとしてたくさんそういう会に出ていらっしゃると思うので、先生のご意見とか感想を聞いてみたい。どうですか。

木村：症例検討会は、先生が最初におっしゃったみたいに生涯にわたってというのは、それは本当にそうだなと感じていて、今はそういう文化になっているのではないかと思います。名古屋大学のグループの精神療法のミーティングも、あるいは名古屋心理療法研究会とか、ああいうところでも、何となくみんなずっといるという感じがあります。

そうそう、ちょうど先日医局で若手の精神療法をやっている先生と雑談をしていたら、その先生も「症例検討会は生涯教育だ」という意味のことを言っていました。そういう文化は根付いてきていると思います。

僕の感覚としては、二〇代のときから毎週出ているので、途切れないように予定のマネジメントは常に考えていたと思います。

成田：この間、久しぶりに、おそらく僕が出るようにアレンジしてくださいましたね。あのときの議論を聞いていると、みんな自由にたくさん発言していますね。いい雰囲気の会になっているなと思いました。

木村：基本は、そこにいる提示者がケースを出して、それをいろいろな立場の人がみんなで自由に話す、ということが一番分析的なのではないかという感覚があります。

だた、僕は、最初のうちは、サイコセラピーは一人でするものだから、心理面接の最中に誰かに助けを求めるわけにもいかないわけだから、これは一人で学ぶものだと思っていました。ケース検討会には出るけれどそんなに仲間はいらないのではないかと思っていました。だんだん年齢を重ねることによって、やっぱり一緒に仲間と学んだり、臨床していく仲間が必要だなと実感するようになりました。それは年月を重ねて変わってきたことかなと思います。

自己愛の傷つきについては、確かに僕も若い先生が近くに多いので気を遣っているかなと思います。気を遣っているなと思ってこういう話をしていても、すごく傷ついている人がたくさんいるかもしれないので、何とも分からないのですが（笑）。

これはあなたの評価だということは言わずに、そのケースについて、こういう見方があるのではないか、と言うようにはしているかもしれないと思います。それだったらそんなに傷つきが少ないのかなと思います。

あとは流れみたいなものがあってどのグループにも個性があると思います。

僕は今、四つの症例検討会に参加しているのですが、それはそれぞれすごく長いグループなんですけど。多すぎるのかもしれませんが。でも、それぞれに役割があって、流れがあって。メンバーやケースの流れは注意して見ています。

成田：長くなってくると、リーダーのパーソナリティがだんだんそのグループに影響しますよね。僕は学会でもそう思うんだけれど、なるべく質問は少なめにして、予想や仮説をたくさん言わなくてはいけないと思っていますね。そうするとその場で一緒に仮説を考えることができる。

先ほどの理論のところで言い残したことがあるんだけど。いろいろな本を読む、偉い人の書いた本を読むときに、まずは、傾倒して読まなければいけないということ。すぐ理解できなくても、この人が言うんだから意味があるのではないかと思って、傾倒して読まなくてはいけないと思います。初めから批判しようと思って読んでいるようでは、その著者の真髄に達することはできない。

以前に大学院生が質問に立って「批判的に読めと教わっています」と言うんです。しかし、十分その人の思想が理解できない段階から批判的に読もうなどと思っていたら、その人の言いたいこと、本当に言いたいことに到達できるはずはないから、傾倒しないといけないよ、と言いました。

いろいろ読んでいるうちに内側から、その人の思想のいろいろな矛盾とかいろいろなところが見えてきて、初めて批判ができる。ケースカンファレンスの発表を聞く場合でも、自分がセラピストだったらどうするかとか、発表者の意図をできるだけ感じ取るように聞かなければいけないと思いますね。

あとね、ケースカンファレンスの後に急に患者に対する態度を変えてはいけません。ケースカンファレンスでいろいろ言われると、ここがおかしかったのではないかと思ってセラピストが急に態度を変えることがある。でもそれは患者を混乱させるだけですからね。急に態度を変えるのではなくて、いままで通りにやっている中で、どうしても言われたことが心に残っているようなことを少しずつ取り上げればいいのです。すぐさま言われたことをやらないように気をつけろという話です。

木村：ケースカンファレンスの前にもケースカンファレンスに出すからという理由で、患者にいろいろ根掘り葉掘り足りない情報を聞いたりする治療者がいますね。それでは患者さんが不安定になる。後ももちろんそうですし。やっぱりある閉じたものを出すという、みんなの前に提示するときには実際の治療関係にも影響がたくさん出ます。それをわかっていないと、と今の先生のお話を聞いて思いました。

成田：そうですね。

スーパーヴィジョンの大切さ

編集部：今の症例検討会での自己愛の傷つきと重なるところもあると思いますが、次に「スーパービジョン」についてお話しいただけますか。

成田：僕はスーパービジョンという言葉がまだポピュラーでなかったときから、ケースを持っていって学んでいましたね。

スーパービジョンって、初めはほとんどの人が技法とかテクニカルなことを学ぼうと思っていくけれど、結局、学んでみるとそういうものを超えた態度とか姿勢とかセラピストとしてのあり方とか、大袈裟にいうと、生き方とかそういうものを学んだという人が多いと思います。

実際僕もその通りだと思います。自前で考えろとか、患者には正直にやれとか、来る者は拒まず、去る者は追わずでやる、とかですね、そういうことを学びました。

だから、治療者がだんだんスーパーバイザーから姿勢とか態度とかセラピストとしてのあり方を学ぶけれども、それは結局、もともと自分の中にあったものが芽吹いてくるという形で当人には自覚できるようになるのがいいのではないかというふうに思っています。

さっきも言ったけれども、僕は組織としてある理論を教えて、組織の後継者を作らなければいけないというスーパービジョンをしたことがないので何とも言えないけれど。そういうことをやっている人はもうちょっと別の考えになるのではないかと思うんですけどね。

木村：もうちょっと技術をしっかり、考えをしっかり伝えるとか、そういう意味ですか。ある組織に属してスーパービジョンを教える。そうなると、教育的、かつ指導的になるということでしょうか。

成田：そうですね。僕が受けたのはコンサルテーションに近かったと思います。僕がやっているのも実際はコンサルテーションに近いと思います。

分析の中だとスーパーバイザーは診療責任を負うみたいですけどね。僕は仮に僕がいろいろなことを言っても、その取捨選択はバイジーがやることだから、実際の診療についての責任は持ちませんと思っている。

木村：スーパービジョンは症例検討会とは全然違うような気がしますね。先ほど先生がおっしゃっていたプロセスが起きやすいのではないかと思います。技能を学びにいって、そうではないものを自分が身につけて、それが自分の中にあることに気づいて終わる、という。それが症例検討会だけだとなかなか身につきにくいのではないかと思います。たぶんケースも変わるし、やはりそれは二人という設定の中で起きてくるから、その設定の影響は大きいと思います。

僕は先生にスーパービジョンを受けていましたが、何を学んだかと言われると、本には少し書いたんですけど、あれが自分で学んだことなんです。でも、なかなか言葉になりにくいというか、それがまだはっきり分からないのが現状かもしれません。

「スーパービジョン」という項目が僕の著書の中にあります。その項目を書くときに、まず「そんなプライベートなことはオープンにしにくいな」というのがあって、最初はどうしようかなと思いました。あのときに先生から何を学んだかなと思い返してみると、自分ではいろいろ学んだと思っていましたが、すべてが曖昧なものだったんですね。それをしっかり文字にしようと思って、書き出しました。

あれからもう一〇年ほど経って、自分が進んできた道やサイコセラピーの技能というか、そういうものは変わってくるものだなと実感しています。

治療者として地に足が着いた、と言いますか、あまり動じなくなったというのがあるかもしれません、それは実際に思っていることです。ですから、スーパービジョンというのは非常に効果的なものだと思ってはいますが、実際に提供する側はまた提供する側で大変なことがあるのですが。その苦労もよくわかります。

僕は三分の一くらいは大学の中でやっています。要するに大学の研修生であったりとか、になります。でもそれはなかなかやりにくいです。

成田：それはそうですね。

木村：常に利益相反の問題があるので。だから提供している人には何か頼みにくかったり、いろいろな場面で、気遣いがあったりもします。

それ以外に別の場所でもやらせてもらっていますが、それはその病院の理事長先生の理解があって感謝しています。夜間や休日に場所を貸してもらったりしているので、スーパービジョンによって心理療法に対する理解がさらに広がっていくといいと思います。

成田：同じ施設の中でやるのはいろいろ苦労が多いでしょう。

スーパーバイジーが今いるところから始めなければいけないですね。現実の職場がどうなっているかとか、今までの研修とか教育とかはどういうものであったかとか、今あるところからバイジーと並んでクライエントを見るようにしないといけないと思っているんだけど。

木村先生が僕のスーパーバイズについて詳しく書いてくださったのがあるよね。僕が自分で意識していなかったことをいろいろ書いてくださっていて、驚いたことがあります。最後のとき、僕が外に出て見送ったというのがありましたね。

木村：ああ、ありましたね。

成田：そんなこと全く意識していなかったので、俺はそんなことをしていたのかなと思いましたね。

木村：そうですか。なんでそれを覚えていたかというと、先生は非常に時間とかバウンダリーですかね、非常に厳しかったと思うので。僕も驚いたのですが、いまでも覚えていますね。先生に見送っていただいた廊下の場面を。

成田：そうなんですね。
木村：ええ。ですから、何かある種の出立だったり分離だったりするのかな、と。良い経験でした。
成田：そうですか。
木村：ええ。あと、とにかくあんまり人のことを気にせずにやればいいんだなと思ったというのがあります。
成田：これもどこかで話したことがあるけれど、ある程度、僕を理想化して見てくださる人があって、それに耐えていることはなかなか難しいんです。ああいうところで理想化を崩さないでいるというのは難しい。だけどそのうち正体がばれるのだから別に崩そうと努力しなくてもよかったんだけど。
木村：やっぱり大学で仕事をしているとですね、それは感じます。すごく理想化というのがあって、でも、ある一定のところで、これぐらいのことで、その理想化がすっと崩れていく感じがあって。それはどう言ったらいいんでしょうか。

通常の教育でも大学の中でしばしば経験するんですけど、先生が仰ったように、「同一職場で」となると日常を共有してしまうので、やはり外にスーパービジョンを受けにいくのとは違いがあると思います。

医局の中に、今四〇人くらいの医者や心理士等がいて、そうすると理想化もあるし、脱価値観もあるし、いろいろあるなというのが実際のところですけれど、でも、スーパービジョンの初めには理想化して学びにいくというのがやはり基本的なところなのではないかなと思います。

面接の設定について

編集部：分かりました。次は「学び」から「面接の作法」に移りたいと思います。具体的な話になりますが、どういう設定をしているか、どのように傾聴しているか、自己開示はどのようにしているかというお話をいただきたいと思います。

木村：設定は、僕が思っているのは、とにかく維持するのが大変というか、設定を作ることは非常に難しいということです。特に精神科医であるとより難しい感じがします。時間を取るということですね。これはたぶん年々難しくなってきているのではないですか。

これは精神科医だけでなくて、心理の先生方も難しくなってきていると思いますが、今だとだいたい隔週30分ぐらいがスタンダードになってきているのかなという感じです。

それはそれで、僕は設定がこれ以上だから、以下だからということであっても、本質的に変わることは少ないと思っているので、自分の可能な範囲で設定を作ることが大切だと思います。

今、毎週の構造化サイコセラピーは三、四ケースみていますが、その時間はなるべく外部からの連絡がなくて、その時間に私に連絡が来ないようにするのはなかなか難しくて、時間をかけて作り上げた感じですね。

設定に関しては、また成田先生のお話を聞いてから思ったことをお話しします。まずは設定を作るのが難しいということをお伝えしました。

成田：設定という言葉を使っていらっしゃるけれども、ある種の社会的な構造と思ってもいいですか。
木村：構造でいいです。
成田：病院とか外来クリニックとか、学校とか、避難所とか、いろいろなところでやらなければいけない。
木村：それはもちろん。
成田：確かにそれは非常に大事なことで、まず、それぞれの場合にそれぞれの特徴というか文化がありますよね。その中で自分に何が期待されているかということをある程度考えなければいけないですよね。

僕は精神科の病院にいたときには、周りが精神科医と精神科の看護師ばかりだから、精神科が外からどう見られているかということをあまり意識しなくてもいい。ところが、総合病院へいくと絶えずそういうことを考えなくてはなりませんでした。だから、その場の文化とか特徴とか、そこで働いて、そこで作用している原理とか、そういうことを十分踏まえなければいけないと常に思っていましたね。

まず、時間感覚が全然違います。精神科の病院の場合は治療を年単位とか月単位で考えていますが、総合病院に行くと科によっては一分一秒を争っています。時間感覚が全然違います。一週間に一回行くと知らないうちに退院しているとか、知らないうちに亡くなっているとか、そういうことが起きるので。だから、そこで何が期待されているかということを考えるうちに、その働いている職場の中に精神医学的な視点というのかな、ある程度時間がかかるとか、人間の内面だとか、主体性だとか、歴史とか、そういうことにも目を配ってもらえるような文化をだんだん作っていく必要があるのではないかなと思います。

先生もどこかに書いておられるけれど、よく働いて、面接だけでなく臨機応変に動いて、そこである程度信頼を得ることが一番大切ですよ。
木村：ええ、確かにそうですね。自分が設定した面接の時間に自分が病棟にいないことを許してもらう代わりに、その夜に働くとか、他のことで貢献するというのは自然にそうしていたかもしれません。
成田：設定というテーマとずれるかもしれないけど、総合病院で働いていたときは、精神科医であることを隠して面接してくれと言われたこともあった。あるいは小児科から依頼があったので病棟へ回診したら、お母さんに押し出されてしまって。要するに自分の子どもが精神科医に会うことを周りの患者さんには知られたくない。
それから、ある科の先生から依頼があったので行ったんだけど、その科の中にはそういうことに反対の人もたくさんいる。いろいろな人がいるからね。その組織としてちゃんと依頼が来ないのに出ていくとやっかいなことになりますから。
木村先生の時代になるとさすがにそういうことはなくなって、むしろ期待が大きくなっているから、それだけ大変でもあるけど、ありがたいなという気がしますね。
木村：おそらくは成田先生の時代よりもそういう先入観は減ってきていると思います。二〇一〇年から厚生労働省はチーム医療を推進し始めていたと思います。
成田：二〇一〇年ごろからでしょう。
木村：そうですね。たぶんそれぐらいだと思います。二〇一〇年に厚労省で「チーム医療の推進について」

という報告書が取りまとめられたと思います。それで上からもちょうどチーム医療をしなさいと言われるようになりました。

あと、先生が言われた一部が反対してうまく機能しなかった、という問題に関しては、一番上の教授同士が話をして、それから始めるというのが基本になっていましたので、そういうことはあまりなかったです。

土居先生が、どこかにそういうことを書いていらっしゃったと思います。まずは組織のトップ同士が話さなければいけない、と。

そういう意味では、比較的幸せだったと思います。

傾聴と共感について

編集部：では、次に傾聴についてお話を伺えますか。

木村：「傾聴と共感」についてまずは僕の思うことを話します。

これはなかなか難しい（笑）。誰でも聴くことはできますし、共感するというようなこと、しようとすることはできると思います。

他者が置かれている状況もいろいろな設定があると思います。なので、治療者その人の資質によるところが大きいのではないかと思います。要するに、いろいろな治療者が傾聴とか共感ということをすると思いますが、その治療者自身が持っている素質とか資質が、患者の話を同じように聴いたとしても多分に影響してくる。トレーニング以上にその人が持っているものが大きいのかもしれないと思っています。身も蓋もないかもしれませんが。

だから、若手の先生とお会いしていると、できる先生は技術的なことを言わなくてもちゃんと話を聴いて共感して、患者さんにいろいろアドバイスして、ということが自然にできますが、難しい人はそこで苦労が生じてしまう。

だから、心がけているのは、自分はたぶんこういうふうにしているのではないか、ということをなるべく分解して明確にして、まずは知識として伝えてみる。それでそれがどれだけうまくいっているか、またフィードバックをもらうこと、そこにはすごく個人差を感じています。

それがどういうふうに変化していくかというと……。そうそう、だから例えば患者の話を自分では聴いているつもりでも全然聴いていないと言われたりとか、最初は話だけを聴いていても、経験を経るうちにいろいろなものが見えてきたりとか、患者が言葉以上に聴いて欲しいことをこちらが理解できたりとか、そういった形で聴けるようになるんだと思います。うまく聴けるということは、もう既にそのときに共感できているのではないかなと今は思っています。

成田：傾聴ということでは、「精神療法」（増刊第九号、二〇二二）の座談会で平島奈津子先生、井原裕先生、信田さよ子先生と藤澤大介先生が話していたよね。井原先生が傾聴とか支持とか共感ばかりが強調されていることは反省すべきで、傾聴、支持、共感といった技術の名に値しないことを押しつけるのではなく、知的合理的に考えることを教えなければならないというようなことを言っておられます。

確かに傾聴とか共感という言葉、何となく情緒的なモットーみたいなものと思われていることが多い。確かに傾聴は基本的な態度だけれども、同時に結構高度な技術だと思うんですよね。漫然と話を聴くだけではなくて、どのように聴くかとか、何を聴くかとか、患者の語ることの背後に流れている感情をキャッチするとか、聴きながらノンバーバルなものをどのように観察するとか、自分に引きつけて聴くとか、無意識なつながりを考えるとか、語られても当然なことなのに語られないことに気をつけるとかね。そういう技術の総称としての傾聴というものがあるので。何となく情緒的に聴きなさいよというだけのことを言っていてもなかなか聴けるようにならないじゃないかというのがありますね。

特に医者には難しいです。医者というのは患者の言うことはあまり聴かなくて、自分の聴きたいことを聴くという訓練を受けているわけです。自分の聴きたいことを聴いて、その情報に基づいて自分の依拠している知的な体系の中に患者を位置づける。そういう訓練をしていて、患者の言いたいことを聴くという訓練というか、そういう姿勢に乏しいのね。自分が聴きたいことだけでなくて、患者の言いたいことを聴きましょうという姿勢にまずならなければいけないと思いますね。

ある患者さんの言葉で、ある医者に「余計なことを言わずに私の質問に答えるだけにしてください」と言われたんです、と言っていた方がいました。おそらくその患者さんの話が回りくどかったり要領を得なかったりして、その先生もイライラしてそう言ったのだろうとは思うけれど、でも、医者の聴き方はそういうふうですよ。それを抑えて、患者の言いたいことを聴かなければいけない。患者の言いたいことを聴いているうちに患者自身もそれまで意識していなかったこと、本当に言いたかったことを聴けるようになるという感じがするね。

確かに先生がおっしゃったように人によって、別に専門家でなくても、誰かに話を聴いてもらうと確かに話を聴いてもらえたなという気がする人もいます。一向にそういう気にならない人もいますからしょうがないですが、その技術的な側面をちゃんと伝えるように仕向けていく。

先生の本にも共感とか傾聴について、こういうふうに聴きましょうという具体的な示唆がいくつか開示されていますね。それは大事なことです。基本的な姿勢であると同時に技術だと思います。それを伝えなければいけないなと思っています。

また、共感というのも非常に難しい。自分と同じように、相手と同じように感じたり理解したりすることです。それは大変難しい。ただ、臨床心理の世界では非常にそれが強調されています。患者を尊重することとか、理解することとか、援助することとか、気にかけることとか、さらにはいたわったりねぎらったりすることとか、いろいろ良きことを含んで、かなり広い意味で使われているので。そういう意味で共感ということが強調されることは別に悪いことではないと思います。

でも、ある人に共感するということは、別の人に共感できなくなるということと裏表なんです。青年を治療していて、青年が親に対して非常に批判的である。話を聴いていると確かにそうだなと思えるから、患者に共感するわけですね。だけど、そうすると親に共感することは非常に困難です。そういうことが起こり得るのですね。

木村：そうすると、理屈の上では自分がある誰かに共感するときというのは自分に共感できない部分ができるということですか。つまり目の前の患者さんに共感して、自分も相手のようになっていくんだけど、自分の中にそこまでなりきれないところが残りますよね。そこはやっぱりだから、どう言ったらいいのでしょうか。

相手に同一化できなくて残る部分がどうしてもあると思うわけですから、そこのことを言っていらっしゃるのかなとちょっと思っていたのですが。共感しきれない部分というか、自分の中に残るという。

成田：共感しきれない部分というのは精神科の患者の中にはいっぱいあるよね。

木村：いっぱいありますね（笑）。共感というのは定義がすごくたくさんありますが。

成田：最近、ポール・ブルームという人の『反共感論』という本を読みました。タイトルが刺激的ですけれど、共感についてさまざまな角度から検証している本だと思います。情動的共感と認知的共感と二つがあるというんですね。情動的共感というのは、それこそ感情と同じように、全く同じような情動を自分も感じるんです。これはミラーニューロンから説明がつくらしいです。患者が何かやっているのを見ると、自分が同じような行動をしているのと同じ神経細胞が活性化して、情動的にそのときの感情と同じような関係になる。ミラーニューロンから説明がつく、あくびがうつるようなもので、これはまさに自分の意思ではコントロールできないものだと。

それに対して認知的な共感というのは、同じように自分が感じるわけではないけれども、あなたがそう感じるのは無理のないことだと思うという、ある程度、知的な理解。ヴァリデーションとかメンタライジングとかと共通したものです。

だから、認知的共感のほうはなるべく訓練して、そういうのができるようになったほうがいいと思いますが、情動的共感のほうは自分の意思では左右できないから対応できないなということですね。

僕のバイジーの経験で、患者さんがつらい体験を語って泣いたんだそうです。それを聴いているうちに自分も悲しくなって、二人で泣きながら面接した。それは情動的共感ですけれど、治療者がもしそういうものを感じると、患者のほうは先生が自分のために泣いてくれた、そう思う可能性もあるので、悪くないかもしれないけれど、自分の意思ではできないですね。

さきほどの座談会での信田先生の発言を聞いていたら、そういう情動的な共感は全くありません。代理受傷も起きませんということでしたね。

セラピストの中には代理受傷的な経験をする人が結構あります。患者と同じような病気になっちゃったとか、患者と同じように発疹が出ましたとかね。代理受傷することが悪いとは思わないんだけど、代理受傷したことが患者の改善にどういうふうにつながるかどうか、そこははっきりしていないと思います。

例えば、僕が医者ではなくサイコセラピストとして面接していた患者さんに言われたことなんだけど、「自分は気が動転しちゃって、不安と恐怖でいっぱいで、自分はどうなるのかわからないときに、先生のほうを見たら、いつもと同じように落ち着いた態度だったので、自分は大丈夫だなと思いました」と。それを聞いて、僕は共感しなかったのが良かったかなと思いました。

木村：そうですね。なかなか、それはそういうことかもしれない。先ほど先生のスーパービジョンの中で患者さんが泣いて、自分も泣いてしまったという話がありましたが、それは、セラピストの中にも、患者が泣いたような経験に近い経験を自分もしていて情動だけでなく内的に泣けた。

成田：自身の行動から経験を思い出す。それはありますね。

木村：僕は泣かないほうがいいと思うんですけど、それぐらい、いろいろ想起することが患者が体験している経験に一番近づけることなのかもしれないなと思っています。

成田：それはそう思いますね。ただ、自分の心を日頃からよく耕しておかないと、それと似た体験が自然に思い出されるということがいつもあるわけではないですね。だけど、そう言われると確かに患者が何かつらそうな経験をしたときに自分も似たような経験をしたことを思い出すというのは、それはよくあるかもしれない。

木村：結局、結局と言ってはいけないかもしれませんが、全部の経験を共有できないわけですね、患者さんと自分の間で。だけどサイコセラピーを、心理療法を続けていくうちに患者が悲しんでいたり、本当に言いたかったことは非常にシンプルなことで、そういうことに最終的に共感できたり、そういうことだったのだなと分かる。そのプロセスが一緒にそういう情動的になれるようなところまで来る。それがうまくできると一緒に経験できるのではないかなと思います。

成田：なるほど、そういうことがあるかもしれないね。

自己開示について

編集部：では、次に自己開示についてはどうですか。

成田：自己開示ねえ。古典的な精神分析では自己開示は禁忌だということになっていますね。自己開示するとセラピストがどういう人かわかってしまうから転移が汚染されるよと。

だけど、治療者は治療者として出現するときから莫大な自己開示をしているわけです。例えば僕でしたら老人で、男性で、低い声で話をしていて、持ち物・服装には無頓着で。それから、場合によっては社会的な地位とか、そういったことでどういう人かを、われわれも医者にかかるときにだいたい見かけとかそういうことで判断しますよ。

ですから、治療者として現れるだけで既に莫大な自己開示があるし、いわゆる解釈というのも、要するにセラピストの私はこう思うということを言っているわけですから、解釈自体が自己開示です。だから、自己開示がなくて空白のスクリーンというのは全く幻想だと僕は思っています。

だから、どういう自己開示をしているかということをむしろ自覚して、それが治療的にどういうふうに機能しているかということを考える必要があると思いますね。

フロイトの症例報告を見ると、フロイトはいっぱい自己開示をしています。自分の家族のこととか、亡くなってしまった娘さんのソフィーのこととか。精神分析も初期は誤りが多かったと患者に向かって言ったりしています。現実にはフロイトもたくさん自己開示をしているよと。

だから、自己開示は多かれ少なかれというか、ほとんどの場合は多くしているに決まっているのですが、それがどういう自己開示かということを考えなければいけない。

自己開示は誰しもしているので。でも、それがどういう自己開示かというと、今まであまり論じられずに、ただ自己開示はよろしいとかよくないとかそこが議論の焦点になっていると思う。

先生の本の中で自己開示については、それほど論じておられませんでしたか。

木村：僕は自己開示については論じていなかったかもしれないですね。

成田：治療者、患者関係というのは職業的、専門的な関係なのですが、自己開示というとそこに生身の関係が入ってくるということです。だから、生身の関係が入ってくるのを極力排除するか、あるいはある程度入ってくるのは当然というか、やむを得ないことだから、それをうまく職業的、専門的関係の中に取り込んでいくかというような。その二重の使命が特にサイコセラピーにおいては大きなことだと思いますね。

よく患者さんから言われるのは、「先生には医者と患者としてではなく、人間と人間として接してほしい」とかですね。僕もそれに類することは何遍も言われました。そういうときにどういうふうに答えていいか、いつも困るのですけど。

あるボーダーラインの高校生から先生には医者と患者としてではなく、人間と人間として接してほしい。病気の人間が本当に望んでいるのはそういう関係です、と言われたので、困ったんだけど、僕はあなたの役に立つような医者になりたいと思っているという返事をした。それで相手が引き下がってくれたから、それはその場ではよかったけれども。そういうのに一回も直面しない治療者はおそらくいないのではないかと思うのです。

僕の考えでは解釈に二通りあって、精神分析の知識を持ってきて、それでもってあなたはこうですねという解釈と、セラピストの主観的体験がバックにあって、こういうふうに思いますというのとがあると思います。

解釈が本当に奏功するときは、その背後に主観的な体験によってその解釈が裏打ちされている必要があると思っているんですよ。例えば患者を診ていて抱きしめたいと思うときに「抱きしめてほしいと感じているんですね」ということが言えるので、全然抱きしめたいと思わないのにあなたは抱きしめてほしいと思っているんですねというのは嘘。それは客観的に観察したり、いろいろな知識をもってきて、そう言っているだけなんですね。だから、主観的経験に裏打ちされていない解釈は有効でないと思うのですが。

だから、自己開示というのは多かれ少なかれやっているから、それをどういう自己開示かとか、どういう効果を持ったとか、そのときの自分の本当の気持ちがどうかとか、そういうことを考えなくてはいけないと思っています。

僕が床屋さんにいくとして、そこで、理髪師と客としてではなく、人間と人間として接してください、とは言わないでしょう。われわれの仕事も同じことです。

木村：先生が「自己開示」について、深く考えるようになった経緯やきっかけなどはありますか？

成田：きっかけ……。意識しないで自己開示していることが非常に多いなと思ったことがあります。例えば、これもどこかに書いたけれども、あるバイジーの人が青年をみていた。いろいろ親を批判する青年です。親が俺をこういうふうにしようしてくるという話をしたときに、僕は「親というものは悲しいものですね」と言ったそうです。

それで、そのバイジーは僕の言い方が普段と違っているので、僕が何か親として悲しい思いをしたのではないかと思ったそうです。事実、そのとき親として悲しい思いをしたのですが。そんなことをそのときは意識していなかった。後からバイジーに言われて、そう言えば親として悲しい思いをしていたから、意識しないで、それが自己開示になったのだなと思った次第です。

それから、これはちょっと事例が違うかもしれないけれども、アメリカの治療者で、患者から先生は民主党寄りだからと言われたそうです。その治療者は患者に民主党と共和党どっちを支持している、ということは一言も言った覚えはない。どうしてわかったのかと質問したら、患者は自分が民主党寄りの意見を言ったときは、先生は黙って聞いていたけれども、共和党寄りの意見を言ったときには、どうしてそう思うのかと、そういう質問したというんです。それも意識しないで自己開示をしているということですね。

木村：僕はだいぶ長いこと先生とお付き合いがあるので、先生のいろいろなパーソナルなことを知っています。先生には自己開示をとてもするようには見えない雰囲気があるというか、余計なことは言われないだろうなという感じがあります。

成田：僕が？

木村：そう、先生が。先生の人間としての感じがですね。それを何となく感じたことがあります。でも実際にはいま先生がいろいろ思われていることとそのイメージのギャップがあります。

さきほどの僕のスーパービジョンの最後に、部屋から出られて見送っていただいたこととか。それも、ちょっと信じられない、という感じだったので。要するに開示されないだろうと思っていましたので。「自己開示」という言葉にはとんでもない、とか、節操がないという意味が含まれていて、その行為自体にどういう意味が含まれているかを考えるゆとりがなく、ただ、ラベルを貼られているような感じがしていたので、すごく興味深いなと思いながら聴いておりました。

成田：先生には、僕が自己開示しそうもない人間に見えているわけですね。

木村：ああ、そうですね（笑）。

成田：先生ご自身は自分ではどう思っていますか。

木村：僕は、どうなんですかね。僕はラインを決めているところがあって、ラインというと変ですが、患者さんにここまでは言おうということを決めています。でも、実はあまり若手の先生からプライベートな話とか、例えばどういうものに興味があるとか、そういうことはあまり聞かれないんです。

成田：聞かれないのね（笑）。

木村：自分で結構自己開示しているつもりでいるけれども、「共感しない人だ」と思われているのではないかと、いま思いました。それといまは「自己開示」をいう言葉を使わなくてもかなりの部分が説明できたり、そのあたりは自由にディスカッションできるようになってきているのかな、とも思いました。

まとめ

編集部：最後にまとめをお願いできますか。
成田：「自己開示」の話の続きになるけれど、僕は、患者との関係の中で感じたことは開示する方向で考えましょうと考える。それを白状するというふうにして。なるべく白状しようという方向でいつも考えている。だけどめったに白状しないように見られているということだから、こういうところは検証が必要だね。
木村：先生はサイコセラピストとして、七〇歳で現役を退かれたということでした。ご病気もいろいろあったと思うのですが、ご自分のセラピストとしてどのあたりが、ピークだったのでしょうか。
成田：実際にボーダーラインの患者さんとたくさん接すると、何と言っても体力が大事ですね。体力がないことにはどうしようもないです。サイコセラピストというのは椅子に座って話を聞いているだけだから、体力なんかいらないだろう、とやったことのない人は思うけれど、体力が大事だということを非常に思いますね。
それからピークといわれるとわからないけれど、だんだん自由になったという感じはします。だんだん自分の素をそのまま出していても大丈夫だという感じになってきた。初めはやはりこういうことはしてはいけないとか、いろいろ考えていました。いまももちろんある程度考えているけれども、昔に比べると自由になった。それはサイコセラピストとしてだけではなくて、それこそ人間として自意識過剰がだんだんなくなってきた。そういうことがあるので心理的に自由になったなと思いますね。

それは多かれ少なかれ、みんなそう思うのではないかしら。歳を取ってくると。

木村：そう言っていただけると自分の老後もちょっと期待できるなと思います（笑）。

成田：まだ早いでしょう（笑）。年齢とともにどういうふうに変わってきたかというのを以前に聞かれたことがあるけれど、そのときはあまりうまく答えられなかった。

でも、さきほども言ったように、自意識過剰から解放されて、だんだん正直になって、自由になったなという感じはありますね。どうせ間もなく死ぬから恐いものがなくなったということもあるけど。

木村：そうですか。なるほど。本当に、そうですね、これはまとめとは全然違いますが、僕が四〇半ばのころ、仕事をしすぎて死にそうで。「先生、もうダメです」と弱音を吐いたら、先生は「僕が四〇半ばのころは、これだけ本を書いたり翻訳していたよ」と言われて。

成田：確かに、僕は四〇代はよく働いていましたね。今思うと、いつの間に本を書いたかと。四〇代はよく働いた。自分でも不思議に思うものね。

木村：そんなことを思った時期もあって、そのあともいろいろなことがあって、いまはやはり心理療法っておもしろいなと思うんです。いまでも興味が変化しているというか、うまくなっているというか。そういう変わっている感じが実感としてありますし。

成田：木村先生がね。

木村：自分がです。ですから、考えるとそんな仕事はあんまりないんじゃないかと思っていて。いまでもおもしろいなと思いながらやれています。それで患者さんに少しでも貢献できればいいかなと。

成田：心理療法家を志した動機ということと本質ということとどこかで関係があると思うんだけど、やっぱり悩み苦しんでいる人たちのために何か手助けしたいな、という気持ちは根本にあるよね。ただね、フロイトはそういうことは言っていない。逆に振り返ってみても悩める人を助けたいという気持ちなど全然なかった、と言っている。そういう気持ちはサディスティックな衝動の派生物だと。自分のサディズムはそれほど強くないから人を助けたいなどと思ったことはない、と。

木村：それはすぐには理解できませんけど、なるほど、そうですか。

成田：基本的にそういう気持ちがやはりあるんです。手助けしたいなというか、思っているわけですね。その手助けを有効にするためには良い専門家にならなければいけないわけだけど。そこでその専門家とさっき言った生身の人間とのいろいろな葛藤が生じますよね。

木村：その葛藤はなかなか解消が難しいというか、その葛藤がうまく解決することは難しくて、ずっと葛藤のままであるのではないとは思うんですけれど。

成田：やっぱり生身の人間と職業的、専門的関係の二重性というのが一番顕著になる一つだと思いますね。教育者、学校の先生なども結構そうじゃないかなと思います。だから、ある意味ではストレスが大きい仕事ですよね。

それから、サイコセラピーということ自体が持たせている幻想というのがあって、そこには専門的、職業的関係だけではなくて、人間と人間としての関係があるのではないかとか、そういうものを求めていいんじゃないかとか、そういう幻想を持たせている。

だから遊女やホステスと同じなんです。向こうは職業としてやっているんだけど、お客のほうはひょっとしたら本当の恋人になるのではないかと。稀に実現しますが、身請けをするとか。

木村：あるかもしれないですね。

一番そういう生身の関係という、何というか、近いところにいるということですね、職業として。だから、危ういなと思うことは少なくないと思いますし、それは難しい問題です。

そうそう、だから僕が先生に学びにいこうと思ったきっかけは、先生は「敬意を持って人間の心にちゃんと向かい合おう」ということをおっしゃっていたからです。

成田：それは本当にそう思いますね。

木村：僕はそれを聞いて、学びたいなと思いました。どうしてそう思ったのかはいまだによくわからないのですが。

成田：患者さんは、人間のいろいろな良いものばかりじゃない、悪いものも含めて、大げさに言うと人間が持っている運命のようなものを体現している人たちだと思います。だから、そういう人に向かうときにはかならず敬意を持たなくてはいけないといつも思っています。

編集部：本日はありがとうございました。

あとがき

医学部を卒業して精神科の医師になったばかりのころには、それまで教育されてきた身体医学モデルを抜け出して精神医学モデルで考えるということがなかなかむずかしかった。それ以来もっぱら精神科のなかだけで仕事をしてきて、さて総合病院で働くようになったら、自分の身体医学的知識や技術があまりにも乏しいことにあらためて気づかされ、われながらあきれてしまった。他科の医師や看護師は「あれでも医者か」とさぞ驚いていることであろう。しかしそのうちに、精神科医には身体各科の医師とはまた違った身体への眼があるはずだと思うようになった。身体を精神とは別のものとして客体化するのではなく、身体医学が切り捨ててきた歴史や関係や意味といったいくつかの要因をいま一度身体のなかに再統合し、人間の全体性を回復しなくてはなるまいと思うようになった。このことは臨床の場においてどのように可能であろうか。私なりに模索したその中間報告が本書である。読み返してみて、どうも中途半端で不徹底なものに終ったと思う。考察が地を這っていて、最新の方法論の翼を借りて天空を飛翔するという具合にはいっていない。しかしあえてそこに臨床家としての存在意義を主張しておく。

本書を書いているうちに、私自身自分の身体を以前よりやさしい眼で見ることができるようになった。中年期に入ってあちこちゆるみやガタがきた身体ではあるが、よく生きてきたね、これからも仲良くしてゆこうねといってやりたい気持ちになった。そういう気持ちになって、私の身体の姿勢や動きがしだいにやわらかくなってきたように思う。読者もそうなっていただけるだろうか。

本書ができ上るまでに多くの方々のおかげをこうむった。とりわけ名古屋大学医学部精神科の小林進医師からは、精神科医として身体に眼をそそぐことの重要性を教えられた。本文中でもふれたが、私どもの病院の研修医を経て名古屋大学精神科に入局された尾崎紀夫医師の若く柔軟な精神からは、リエゾンの仕事に限らず多方面で刺激を受けた。東邦大学心療内科臨床心理の佐々好子氏からは心身症について御自身の経験をも含めて多くの御教示を得た。これらの方々に感謝する。また、私のスーパーバイジーの方々が御自身の経験をモディファイした形で本書に利用することを許していただいたことにも感謝したい。さらに、名古屋大学医学部精神医学教室笠原嘉教授の長年にわたる御高配に感謝する。先生の御配慮がなければ、私が多少とはいえものを書く人間になることはなかったと思う。

本文中でいろいろ苦情や愚痴をいったけれども、しかしそういう私をそのふところに抱え育んでくれている病院と、そのなかで有形無形に私を支えてくださっているスタッフの方々に、私が実は感謝していることも書いておきたい。

最後に、私に近づくことを許してくださった病者の方々に深く敬意を表する。あなた方は、身体であり精神であるひとりの人間としておのれの運命を生きておられる。精神療法家などというものは、あなた方の運命の軌跡にいくばくか近づき、許されればしばらくの間同行し、しかし遅かれ早かれ離れてゆく、ただそれだけのゆきずりの旅人のようなものである。その旅人に、あなた方は生きるということはどういうことかを告げてくださった。

私事になるが、本書執筆も後半にさしかかったころ、母が急逝した。本書を亡き母にささげる。

一九八六年六月二四日

成田善弘

再版にあたって　ふり返って思うこと

本書は一九八六年に叢書「精神の科学」第六巻として岩波書店から刊行され、（このとき小此木啓吾先生がたいへん好意的な書評を分析の学会誌に書いてくださった）一三年後に新装版として再版され、さらにそれから二六年後に金剛出版から再版された。初版から数えるとほぼ四〇年たって、今また新しい読者に読んでもらえるのは著者として大きな喜びである。それを可能にしてくださった編集の中村奈々さんに深く感謝する。

人間に運命があるように本にも運命があるような気がする。それは著者の思いや願いを超えた、そして出版社の意図や計算を超えたものであるらしい。本書は幸運に恵まれた本なのだろう。

もう一つ感慨深く思うのは、本書執筆も後半にさしかかったころに急逝した母のことである。本書に多少パセティックな調子があるのは母の死が影響していると思う。私が高校生のころに父が亡くなって以来、女手ひとつで私と妹二人を大学まで出してくれた。私は母の亡くなった年令をとっくに超えてしまったが、年令を重ねるにつれて母への感謝の気持が強くなる。母も本書の完成を心待ちにしてくれていた。本書が幸運な本になったことを母も喜んでいてくれると信じたい。

二〇二四年十一月五日
ようやく秋の深まりを感じつつ
成田善弘

本書は、一九八六年に岩波書店より刊行された『心身症と心身医学――精神科医の眼』の再刊である（第六章は新たに追加）。明らかな誤植と思われる箇所を訂正したほか、文章や文意を損ねない範囲で修正している。

金剛出版編集部

【著者略歴】

成田　善弘（なりた　よしひろ）

1966年，名古屋大学医学部卒業。精神科医。

名古屋大学医学部助手，社会保険中京病院精神科部長，椙山女学園大学教授，大阪市立大学大学院教授，桜クリニック嘱託医を経て，現在，成田心理療法研究室主宰。

［著書］

『成田善弘 心理療法を語る』（金剛出版）

『青年期境界例』（金剛出版）

『新版 精神療法家の仕事』（金剛出版）

『精神療法家のひとりごと』（金剛出版）

『強迫性障害』（医学書院）

『贈り物の心理学』（名古屋大学出版会）

『精神療法を学ぶ』（中山書店）

『精神療法家の本棚』（みすず書房）ほか。

［訳書］

マスターソン『青年期境界例の治療』（共訳，金剛出版），『逆転移と精神療法の技法』（星和書店）

サルズマン『強迫パーソナリティ』（共訳，みすず書房）

マックウィリアムズ『パーソナリティ障害の診断と治療』（監訳，創元社），『ケースの見方・考え方』（監訳，創元社）ほか。

【第６章　心理療法の作法を語る：対談者略歴】

木村　宏之（きむら　ひろゆき）

1994年3月，東京慈恵会医科大学医学部医学科卒業。経歴：

名古屋大学医学部付属病院精神科助教，名古屋大学医学部付属病院精神科講師を経て，現在，名古屋大学大学院医学系研究科精神医学分野准教授

［著書］

『精神療法面接における傾聴と共感』（金剛出版）

『面接技術の習得法』（金剛出版）

新訂増補《しんていぞうほ》　心身症《しんしんしょう》と心身医学《しんしんいがく》

―精神科医《いちせいしんかい》の眼《め》

2025年1月25日　印刷
2025年2月　1日　発行

著　者　成田　善弘
発行者　立石　正信

発行所　株式会社金剛出版
〒112-0005　東京都文京区水道1-5-16
電話03-3815-6661　振替00120-6-34848

装丁　臼井新太郎
装画　平岡淳子
印刷・製本　シナノ印刷
組版　古口正枝

ISBN978-4-7724-2088-4　C3011